不孕症的治療科學

懷孕到底「真正需要什麼？」
為何治療了還是無法懷孕？

淺田義正、河合蘭◎著
蔡婷朱◎譯

晨星出版

前言

可能有不少人會認為自然懷上孩子是很理所當然的。但其實能夠自然地懷孕，可是相當令人欣慰的一件事。

據說現在每6對男女就有1對受不孕症所苦。在晚婚、晚生的趨勢下伴隨的不孕症治療就顯得更為重要，也成了你我相當熟悉的醫療行為。

對此，本書將為了開始覺得不容易懷孕的夫妻，說明掌握名為不孕症治療的醫療行為時，必須知道的重點。

本書是由專攻婦產科與生殖醫學的淺田醫師，以及專門報導懷孕、生產議題的河合記者2人所撰寫。截至目前為止，我們透過了研討會及網站等管道，了解到許多受不孕症所困擾的讀者心中的疑問。淺田是於2004年開始經營專門治療不孕症的診所，截至目前為止，曾參與看診前討論會的不孕症男女人數已超過1萬4000對，求診人數亦超過1萬2000對。此外，淺田也曾在網路募集與懷孕相關的提問，當時的提問數也有4000筆左右。

不過，在了解各位的疑問後，才知道許多人對於懷孕機制有所誤解，甚至過度在意枝微末節的小事。譬如說吃什麼比較容易受孕等生活習慣，其實與受孕率完全沒有相關，即便有也只能給予相當微小的幫助。然而，在詢問過各位關注的部分，或是閱讀了目前市面上與「妊活」（註：為了懷孕而準備的行為活動）相關的文章或書籍後，發現絕大多數都圍繞在這些議題上。對此，我才會想說要為覺得懷孕好難的男女，撰寫一本書籍，讓各位了解「真正需要的知識」。

至於什麼是我最想讓不易受孕者了解的知識？當中包含了對於生命起始的正確認知，以及無法順利受孕時，能夠運用的「有科學根據的醫療」又是怎樣的內容。

本書在撰寫上除了加入上述知識外，更以淺顯易懂的用語，傳遞了過去一般民眾幾乎不曾接觸到的醫師專業知識。

當中雖然會有許多名稱相似的荷爾蒙或藥名，有些內容則是很複雜，建議各位放鬆心情，從自己感興趣的部分開始閱讀即可。書中會重複提到較複雜或重要的內容，透過不斷閱讀，了解整體概念後，也就能自然而然地認同內容，因此閱讀到艱澀部分時，不妨直接跳過。

另一方面，由於不孕症治療技術牽涉到生命的開始，因此一直以來都存在倫理爭議。但本書充其量不過是本「解說用書」，會同時請醫療人員與非醫療人員執筆，也是為了讓書中的觀點公正不偏頗。

撰寫書籍的過程中，河合會先參與淺田為今後要參與體外受精手術醫師為對象的密集討論會，並歷經數天期間，於現場採訪實際的診察過程、取卵及培養實驗室的作業後，寫出草稿。接著，再由河合與淺田兩人不斷地共同追加、修正內容，完成此著作。

不過，有一點必須嚴正聲明。那就是不孕症治療算是變化相當快速的先端範疇，目前還沒有能夠說是「唯一正確的方法」。再者，日本的不孕症治療屬自費項目，除了費用五花八門，診療的方式也相當多元。因此閱讀了本書的讀者在接受治療時，不妨將書中內容做為基礎知識，並充分聽取醫師實際的說法。

淺田會在書中說明自己實際用在醫療現場，經最新研究的國際主流治療法。

不孕症治療是開始親子關係的新形態。希望透過本書，將不孕症的最新動態傳遞給受不孕症所苦的男女，以及關心親子關係的各種新形態，或是對於人延續生命的機制感到興趣的所有讀者。

接著，就讓我們開始談談不孕症治療吧。

第2章

生命起源——目前所掌握的卵子世界

正在從事「妊活」的人，往往會相當在意「吃什麼比較容易懷孕？」等生活上瑣碎之事，但其實最重要的是充分了解「懷孕機制」。有了相關知識，才能朝懷孕跨出第一步。

第3章

不孕症檢查的最新動態

即便是已經相當普遍的不孕症檢查，到了最近卻發現不少檢查其實沒什麼意義。究竟需要哪些檢查，又為何要做這些檢查？建議各位掌握重點，才能讓檢查更有效率。

第4章

時機療法與人工受精又合稱為「一般不孕症治療」。在評估年齡與檢查結果後，又該如何朝下一階段邁進呢？本章亦會說明不孕症治療中相當重要的排卵誘發方法。

第5章

體外受精與顯微受精

體外受精與顯微受精有許多方法，但每間醫療院所採行的方式不同，敬請遲遲無法懷孕而感到困擾的患者閱讀本章後，找出「適合自己的方法」。

〔書首附錄〕

與懷孕相關的各種荷爾蒙

<table>
<tr><th colspan="2">荷爾蒙名稱</th><th>主要的分泌器官</th><th>功能</th></tr>
<tr><td colspan="2">GnRH
（促性腺素釋素）
gonadotropin-releasing hormone</td><td>腦部下視丘</td><td>促使下視丘作動，分泌促性腺激素（FSH、LH）。</td></tr>
<tr><td rowspan="2">促性腺激素
gonadotropin</td><td>FSH
（卵泡刺激激素）
follicle-stimulating hormone</td><td>腦垂體 ※1</td><td>促進卵泡成長。</td></tr>
<tr><td>LH
（黃體激素）
luteinizing hormone</td><td>腦垂體</td><td>使卵泡完全成熟並得以排卵。</td></tr>
<tr><td colspan="2">E2
（雌二醇）
estradiol</td><td>卵泡 ※2
〈胎盤 ※3〉</td><td>人稱女性荷爾蒙的雌激素代表。能增生子宮內膜、促進頸管黏液分泌。讓肌膚變得更光澤。</td></tr>
<tr><td colspan="2">P4
（黃體酮）
progesterone</td><td>黃體（排卵後的卵泡）
〈胎盤〉</td><td>將子宮內膜打造成容易著床的狀態，使懷孕得以持續，亦會使體溫上升。</td></tr>
<tr><td colspan="2">PRL
（泌乳素）
prolactin</td><td>腦垂體
〈胎盤〉</td><td>分泌乳汁。在懷孕及哺乳期間會達到高峰，高峰則會抑制排卵。</td></tr>
<tr><td colspan="2">T
（睪固酮）
testosterone</td><td>男性：睪丸
女性：卵巢</td><td>人稱男性荷爾蒙的一種雄性激素。能製造精子，會影響到男性體態、性慾等。女性也會分泌少量的睪固酮。</td></tr>
</table>

伴隨月經週期的荷爾蒙分泌量變化請參照P42的圖2-4

※1　正確應稱為腦垂體前葉。由於本書未提到腦垂體中葉、後葉分泌的荷爾蒙，因此簡稱腦垂體前葉為「腦垂體」。

※2　卵泡的顆粒細胞、膜細胞。

※3　懷孕進程持續，形成胎盤後，胎盤也會變成分泌荷爾蒙的器官。

第 1 章

不孕症治療大國・日本的實際情況

——在日本，即便接受治療，仍無法懷孕？

即便日本的體外受精施行件數為全球第一，出生率卻是全球墊底——其實，日本是全世界最會進行「無法懷孕的不孕症治療」的國家。

究竟是為何演變成如此情況？

每24人就有1人是以體外受精的方式產下

懷孕，至今仍充滿著神祕色彩。

接下來，書中將針對不孕症治療，以及人懷孕時體內會出現什麼變化，介紹目前的最新見解。所謂的不孕症治療，基本上就是挑戰懷孕的神祕色彩，並開啟一扇又一扇的新扉頁，將這過程中的嘗試不斷累積而來的醫療行為。而這些嘗試，都有可能成功地再開啟一扇生命的「祕密之門」。

舉例來說，精子與卵子結合會發生「受精」，受精卵會從原本的一個細胞，分裂成2個、4個細胞。這原本是人類無法親眼所見的過程，但在體外受精技術問世後，便將此不可能化為可能。同時也讓我們清楚得知，過去所認為的「卵子只要遇到精子就會受精」，並非百分之百絕對。實際上也可能不會受精，或是即便受精，卻有許多受精卵在過程中出現停止發育的情況。於是，我們又從當中開始思考新的治療方法。

若要接受好的不孕症治療，就必須先正確地理解目前已掌握到的事實，並根據事實，尋求有科學依據的不孕症治療。

這樣的不孕症治療，其實也是當今許多人所追求的醫療。

不孕症其實一直存在於世，並困擾著許多人，但目前受不孕症所苦的夫妻數可是急遽增加。

在不孕症治療中，會將體外受精、顯微受精、植入冷凍胚胎總稱為ART（人工生殖技術）。根據日本婦產科醫學會的ART資料手冊，日本國內每年從取卵至開始接受治療的實施件數推移表如下（圖1－1）。

1990年代前半，每年施行ART的件數不超過2萬件，但到了2013年，其數量已快達23萬

圖 1-1 體外受精、顯微受精之取卵件數近20年成長超過12倍

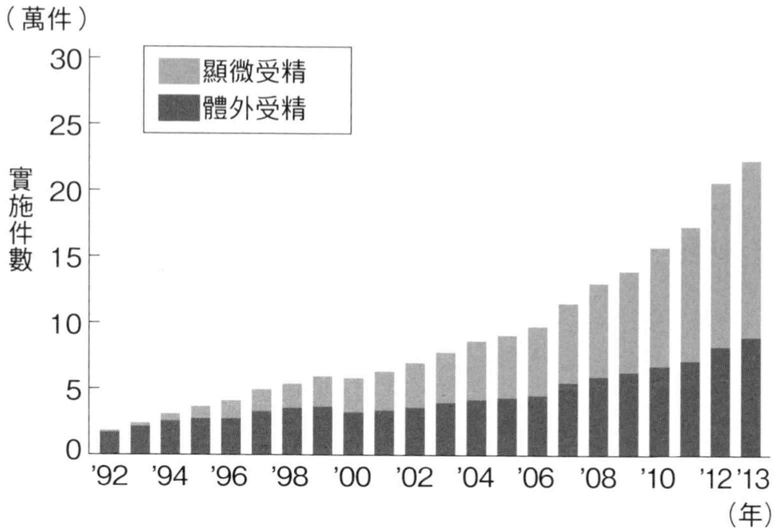

在日本為進行體外受精與顯微受精所實施的取卵件數推移表。'92年從原本的1萬8000件左右，在'13年增加至22萬7000件左右。

根據日本婦產科醫學會「2013年ART資料手冊」資料製成

件。在20年左右的期間，就增加了12倍以上。2013年經ART所誕生的人數為3萬7953人，相當於每24名新生兒中便有1人，這也意味著學校的1個班級裡，就有1～2名的孩子是經ART受精產下。

日本國立社會保障人口問題研究所指出，每6對夫妻中，就有1對曾接受不孕症治療或不孕症檢查。您會閱讀本書，或許是因為開始對無法順利懷孕感到困惑，又或者早已開始接受不孕症治療。

究竟是什麼最關鍵的理由，讓接受不孕症治療的夫妻數量增幅如此驚人？

這是因為結婚年齡攀升，想要生育子嗣的女性年齡不斷拉高的緣故。隨著年齡增長，女性懷孕的難度也會變高。雖然男性的年齡並非毫無影響，但女性在年紀增加的同時，「懷孕力」（書中提及懷孕能力時的用詞）也很快地開始出現下降。當女性的歲數不斷增加，一定會在某個時間點變得無法懷孕。反觀，男性的精巢一輩子都能製造精子，只要另一半的女性有辦法懷孕，男性就能不斷獲得子嗣直到死亡。

當今的日本不僅接受不孕症治療的人數增加，即便沒經過醫師診斷，相信也有不少夫妻擔心「是否為不孕症」。目前有許多與不孕症治療相關的報導，因此就算是年輕人，擔心「結婚後是否真能懷孕」的人數卻是不斷增加。書中雖然撰寫了許多內容提供給正在治療的讀者，但對於尚未接觸醫療院所的夫妻們，不妨也將本書做為入門的學習讀物。

雖然大家都會說，現代女性已能自由地決定「要生？不生？」但是否真的如此？的確，過往的女性只有「趁還年輕，結婚、生小孩」這條固定道路能夠選擇，女性能從這框架中獲得解脫實在令人欣喜。

但若從不孕症的角度來看，女性真正獲得的，看起來卻只有「決定不生的自由」。想生卻生不出來的人數如此遽增，「決定要生的自由」其實是被侷限住的。

為何檢查卻還是找不到原因？

從日本全國的資料來看，首次生產婦女之平均年齡為30.6歲，男性首次得子之平均年齡為32.6歲（厚生勞動省2014年人口動態統計）。與生產年齡長期處於穩定狀態的高度經濟成長期相比，高出了5～6歲。若是1950～1970年代，這樣的數字已是約莫生了2個小孩的年齡，但現在的父母卻是剛準備要迎接小孩的來臨。

晚生趨勢雖然是先進國家共通的課題，但像日本一樣，首次生產婦女之平均年齡超過30歲的國家，在全球卻是寥寥可數。法國與北歐等地在很早之前便相當正視少子化，並投入預算執行對策，因此生產年齡的上升速度漸趨緩慢。反觀日本卻出現上升速度加快的情況。

前往診所尋求不孕症的協助時，剛開始會先做基本檢查。檢查並非單一項目，內容則依設施有所差異，會是幾個項目的套裝檢查。懷孕的機制極為複雜，需要檢查的項目繁多，更不是只有女性需要檢查。培育卵子的荷爾蒙分泌是否正常？將受精卵輸送至子宮的輸卵管是否有阻塞？以及精子數量是否充足、活動力是否豐富等，分別有男性與女性必須檢查的項目（參照第80～81頁表３－２）。

然而，這些項目並非調查夫妻「是否為不孕症」的檢查。所謂不孕症，不過是用來描述「一定期間處於未懷孕狀態」的詞彙，檢查結果並不會讓醫師做出「你罹患了一種病，叫不孕症」的診斷。

再者，現在能從基本檢查發現異狀的人數比例其實不斷下降。

在截至女性想趁年輕之際懷孕的１９９０年代後半，透過檢查找出不孕的理由，並加以補足的治療行為稱為不孕症治療。但時至今日，那種形式的治療只能說是整個不孕症治療的一小部分。無法懷孕的理由，多半出自於卵巢中卵子變舊的「卵子老化」。

相關內容會在第2章詳加說明。人在胎兒時期製造完所有的卵子後，就不會增加新的卵子。換言之，40歲女性的卵子，其實是在卵巢待了40年以上，並依序等待登場的卵子，與20歲女性的卵子相比，隨著年齡的增長，卵子也會出現各種細微變化，使得懷孕難度增加。

然而，這並非意味著「不能懷孕」。目前雖然尚無法了解其中機制，但基於某種理由，即便年齡增長，有些卵子還是能獲得良好保存，並在因緣際會下排出了該卵子，與精子相遇、受精，只要成長得宜，還是能夠懷孕。話雖如此，能持續保有良好狀態的卵子其實少之又少，導致女性無法順利懷孕。

檢查後若發現有問題的部分，會進行相關的應對治療，其治療技術更是非常進步。舉例來說，若檢查後發現精子數量不足，現在已經有能在顯微鏡下，直接將精子注射入卵子內的「顯微受精」（詳細內容請參照第5章），因此無需太過擔憂。然而，即便運用這些最先進的技術，一旦卵子不再年輕，仍會使受孕率下降。

總而言之，現代的不孕症治療，已成了與年齡增長相抗的醫療。

我們可以發現，前往不孕症專門診所就醫的女性初診年齡出現大幅度的改變，40多歲的人數遽增。在這樣的情況下，ART（人工生殖技術）的受孕率也就隨之降低。即使技術與科學不斷進步，但患者的部分卻已不同於以往。

即便接受治療，仍難以懷孕生子的情況亦會被稱為「難治型不孕症」。當筆者的河合開始採訪不孕症治療議題，首次聽聞「難治型不孕症」一詞時，本以為「一定是指天生下來就有重大問題之人」。然而，這難以治療的問題，其實就是年齡的增長。正因「老化」不屬於疾病，讓人們無法可醫，只能無所作為。

「這位患者如果早個10年就診，肯定能夠成功懷孕。」

正因有如此的想法，讓醫師總是有著大批不知是否有機會懷孕的患者，這也是當今日本專門治療不孕症診所的真實情況。

許多專門診所的門診病患之多，多到不先預約就無法看診。會出現這樣的情況，則是因為相當多人無法從不孕症治療中畢業。無論對接受治療的人，或醫療端而言，都是相當大的問題。有些預約看診要等到半年，甚至是1年後。

能夠生到幾歲？

當我們在探討因年齡增長所造成的不孕症時，大部分的人都會很想知道「究竟要幾歲以前懷孕」？

然而，懷孕年齡上限會因人出現極大差異，很難以偏概全地說「只能懷孕到幾歲」，也是有人能很晚生產的。

河合在撰寫《卵子老化的真相》（文藝春秋，2013年）一書時，詢問了許多人曾經聽聞過最高的懷孕年齡是幾歲，便發現有些人偶爾會聽聞50歲前後懷孕的情況。本書採訪的女性中，最高生產年齡為49歲，是同為歌手與演員的白樺八青。白樺女士為自然懷孕，並未接受不孕症治療，據說懷孕過程亦相當順利。

反觀，在不孕症的治療實例中，也有20多歲就停經的女性前來求診，因此，每個人的身體情況真的完全不同。在20多歲的女性中，每1000人就會有1人出現年紀輕輕卻不再有卵子的「早發性停經」，30多歲的女性則是每100人就有1人遭遇此情況。

話雖如此，一般認為能夠生產的年齡極限，是早在停經前的10年左右。停經的平均年齡為50歲前後，那麼40歲左右就成了標準的年齡極限。

但這也不代表人一進入40歲，狀況就會變得與30歲時完全不同。

專攻不孕症治療的醫師若以「高齡」為由，提議結束不孕症治療時，患者女性的年齡多半都已是42歲或43歲。

就讓我們透過各種統計數據，來看看更一般的趨勢。

即便是單純來看不同年齡層的出生率，由於現代存在著所謂避孕與人工流產手術這些人為的生育控制手段，因此無法看出過往的趨勢。

對此，曾有人調查幾乎不存在避孕與人工流產手術的年代，並將過去這些的統計發表於1986年的《Science》期刊，資料如圖1－2所示。

圖 1-2 從無生育控制的時代中，觀察懷孕力的自然下降

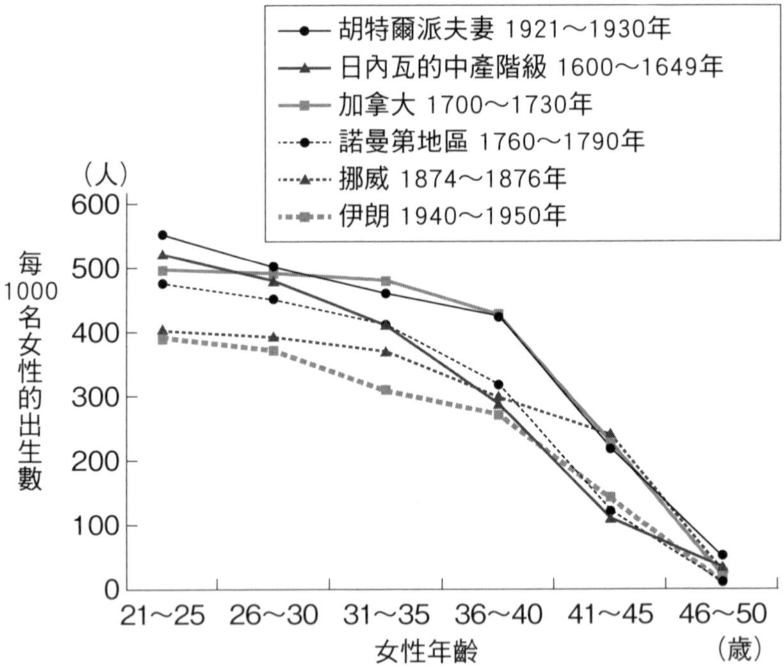

在未避孕與未進行人工流產手術的時代，不同年齡層母親的出生率。從20多歲開始下滑，來到40多歲後，無論哪一族群對象皆出現大幅減少。胡特爾派為基督教的一個分支，更是嚴禁避孕。

參考來源：Menken et al., Science, 1986

根據資料顯示，出生率在20多歲前半達到高峰，之後便會逐漸下降。邁入40歲之際，雖然生產的人數仍相當可觀，但與未達40歲的人數相比，呈急遽下滑的情況。40歲前半的出生率僅剩20歲前半的2分之1至4分之1左右。

另也有調查不同結婚年齡層無法懷孕的機率數據（表1－1）。這時能夠發現，20歲前半結婚但無法懷孕的機率為5．7％，數值相當低；但進入30歲後半，每3人中就有1人無法懷孕，40歲前半的無法懷孕者更已超過半數。

然而，根據這份研究所使用的數據，40多歲的女性懷孕情況與近期女性相比，懷孕次數較多。在解讀時，必須注意這份數據對象，是從年輕就開始懷孕生產的女性。

會有這樣的情況，被認為是因為多產女性一生中的月經次數較少，使懷孕力得以維持。每次月經來臨時，名為雌激素的女性荷爾蒙數值會上升，這也意味著與不孕症有關的子宮內膜異位症、子宮肌瘤、卵巢瘤等婦科疾病會隨之惡化。以前的女性因懷孕及哺乳使停經期間較長，於是較少聽見罹患子宮內膜異位症的情況。

只要懷孕，就能藉由大量從胎盤產生的黃體酮作用，改善子宮內膜異位症（參照P12的荷爾蒙說明表）。換言之，懷孕本身就能夠維持懷孕力。

此外，一旦懷孕，子宮周圍的血管就會變粗。產後雖然會變細，但與懷孕前相比，多數人的血管似乎還是相對較粗。血管粗，就意味著血液循環較好。

雖然只是推測，但這也有可能讓懷孕力得以維持。因此，對於進入高齡後才開始懷孕的人而言，狀況想必更為嚴峻。

許多女性即便年齡已高，仍尚無產子經驗的當今世代，是人類過去未曾經歷過的時代。

也因此，相當多人對於自己比預期更早出現不易懷孕的情況，皆深感驚訝。現在的日本女性或許比祖母及母親世代更早喪失懷孕力。

甚至有人認為「服用避孕藥，或許就能維持與以前女性一樣的狀態」。避孕藥會抑制排卵，的確能用來預防婦科疾病，但避孕藥並沒有辦法產生懷孕會出現的所有變化。

表 1-1 不同結婚年齡層女性無法懷孕的機率

結婚年齡	無法懷孕的機率（%）
20～24歲	5.7
25～29歲	9.3
30～34歲	15.5
35～39歲	29.6
40～44歲	64.5

參考來源：Menken et al., Science, 1986

另外，也可以從ART（體外受精等人工生殖技術）各年齡層的成績，來觀察在沒有生育限制的影響下，不同年齡所存在的差異。從數字來看，情況可說相當嚴峻。

根據日本婦產科醫學會的資料，1次ART治療的出生率（嬰兒出生的占比。書中提到的「出生率」不包含死胎）能夠維持到30歲出頭，約2成的對象情況穩定。

圖 1-3　即便施行體外受精，一旦邁入30歲，出生率就會逐漸下降

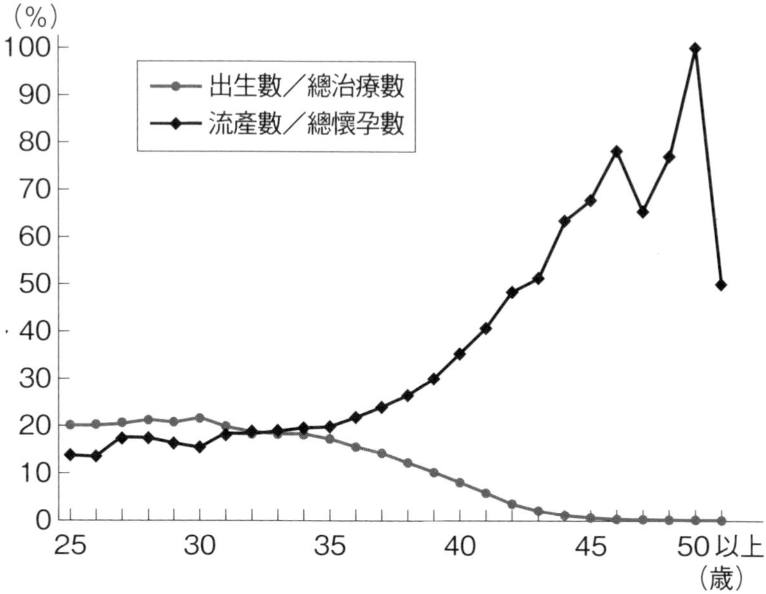

1次ART治療的出生率與流產率。出生率會下降，除了因為較難懷孕外，流產率不斷攀升亦帶來極大影響。

出自日本婦產科醫學會「2012年ART資料手冊」

但進入40歲後，穩定對象占比便會低於1成，到了45歲更是少於1%（圖1－3）。年紀愈大，愈難產子的原因，也包含了容易流產。光從這份資料，就會發現43歲的流產率為50%，到了40歲後半，更是有8成左右的對象就算懷孕也會遭遇流產，無法順利生下孩子。

這是指1次ART治療的出生率，只要反覆進行體外受精，累積下來的出生率就會上升。再者，該數字為日本全國的平均值，針對受孕率較高的專門設施，出生的比例當然就會更高。話雖如此，若年齡已經來到1次ART治療的成功率極低的情況，那麼也不會有太明顯的差異。

日本不孕症治療的出生率很低！

書中陸續介紹了許多嚴峻的事實，在各位了解情況後，相信就能認同不孕症治療「只能在有限的期間內進行」。

那我們究竟該怎麼做呢？若時間有限，重要的當然就是以「效率」為出發點的治療。

不孕症治療的另一個難題，是治療大多不適用保險給付，花費金額相當可觀。檢查與人稱一般不孕症治療的「時機療法」「人工受精」等方法費用並不會太高，但若施行體外受精或顯微受精，1次的費用就是數十萬日圓，昂貴設施的收費總額甚至會高達100萬日圓。從經濟面來看，實在很難長期接受不孕症治療。

「效率」一詞聽起來或許有些刺耳，但能否讓「有限的時間」與「有限的資金」發揮效用，是不孕症治療必須面對的課題。

很可惜的是，目前日本患者接受的治療似乎並沒有完全以效率為出發點。日本文化存在著所謂「愈自然愈好」的自然無為觀念，但或許也是因為這樣的思維，讓開始治療的年齡變得較晚。怎樣都懷不了孕的時候，會抱著「過陣子應該就會懷孕」的想法，直到年齡高到一定程度，才開始考慮前往醫療院所接受不孕症治療。從目前日本熱銷的不孕症相關書籍，幾乎都是在講述改善飲食、預防「虛冷」等自然療法的情況來看，就能清楚察覺此趨勢。

另一方面，即便開始在醫療院所接受不孕症治療，又會發現許多人希望「儘量減少使用藥物」。如此崇尚自然的結果，就是花費太多時間在自然療法與控制藥物的治療上，當認真地決定要進入正規治療時，便會發現有些人能夠懷孕的卵子數量已太過稀少。開始接受治療卻遲遲無法懷孕令人感到相當煎熬，這也逐漸讓患者身心俱疲。

各位或許會感到非常意外，但綜觀國際情況，其實日本ART（人工生殖技術）治療的成績明顯較低，這背後存在著日本特有的情況。

根據負責掌握世界各國ART實施情況的組織「國際人工生殖科技監督委員會（International Committee Monitoring Assisted Reproductive Technologies：ICMART）」的報告，日本1次取卵的出生率在60個國家地區中是最後1名。累積出生率的排名雖然好一些，卻也只贏過多明尼加共和國與義大利，名列倒數第3（圖1－4）。

筆者淺田經常出席與不孕症治療相關的國際研討會，並不認為日本的技術水準比其他國家遜色。淺田還年輕時，總感覺歐美的技術「真厲害」，但現在反而覺得，近年日本頂級設施所施行的治療，在技術上其實已超越了歐美。

進行大量無法懷孕的不孕症治療

出生率極低的同時，日本施行ART的件數卻是60個國家地區的首位（圖1－5）。換言之，綜觀國際，日本「施行了非常多無法懷孕的不孕症治療」。

日本2010年的ART施行件數為24萬2161件，這個數字是第2名美國的1.

圖 1-4 各國施行體外受精的出生率
——日本在全球敬陪末座！

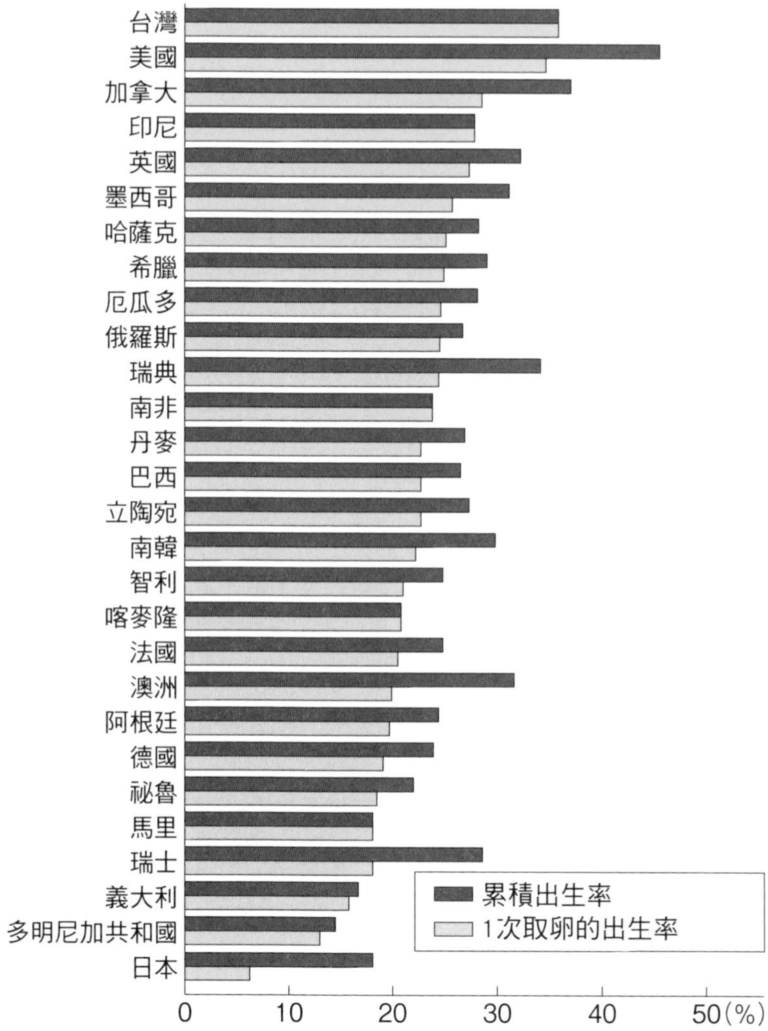

顯微受精、體外受精的合計數值。很令人意外的是，日本不孕症治療的懷孕、出生機率極低。

出自ICMART於2016年發表的報告（＊）。摘錄2010年60個國家地區的資料製成。

6倍左右。若接著探討治療後誕生了多少名嬰兒，卻發現日本的數量不及美國的一半。

我希望接受不孕症治療者一定要先了解日本當前的情況。

若從整體健康狀態來看，進行飲食或預防虛冷的自然療法的確非常重要。若因生活不正常，導致體力變差，那更是不在話下。

然而，在現實生活中，有許多人光靠自然療法還是無法懷孕。

為了能讓讀者正視現實，書中將先以簡單易懂的方式說明生殖機制。在接受更容易受孕的不孕症治療前，務必先加強自己的知識。

或許會有人表示，那些都已經在小學的健康教育課學過了。但想必不少男性早已忘記當中的內容，一旦男女之間的知識有落差，夫妻在治療時就很難獲得充分溝通。

再者，從站在不孕症治療最前線的專家眼裡看來，有不少過去在學校習得的知識其實是錯的。我們當然無法用生殖醫學尚未起飛的時代知識，來理解現在的不孕症治療。

現代人也非常容易落入「只要用手機搜尋，就能免費獲得很多知識」的陷阱。

但能夠免費輕鬆瀏覽的網路資訊背後，多半存在著與懷孕相關的商業行為。比起讓瀏覽者能夠懷孕，這些訊息可能會更優先考量商業利益。利用讓人不安或是偏頗的話術，以巧妙誘導的方式，讓人們對特定商品或組織付費。

圖 1-5 各國體外受精的施行件數
——日本排名全球第一！

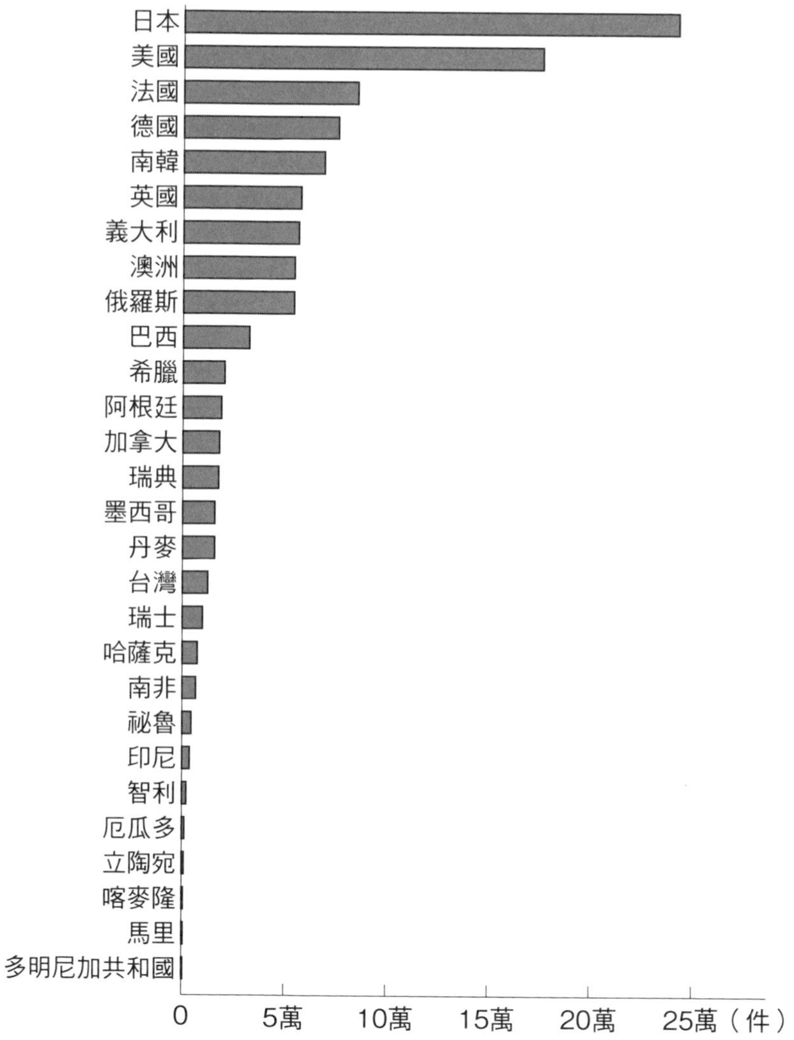

顯微受精、體外受精、胚胎移植的合計件數。日本的治療成績不彰（圖 **1-4**），治療件數卻位居全球之冠。

出自ICMART於2016年發表的報告（＊）。摘錄2010年60個國家地區的資料製成。

各位必須先掌握日新月異下，謎團不斷被解開的懷孕機制，了解卵子世界的真實情況，避免落入自以為是的陷阱中。

＊圖1－4、1－5出處／S. Dyer et al., International Committee for Monitoring Assisted Reproductive Technologies world report: Assisted Reproductive Technology 2008, 2009 and 2010, Human Reproduction, Vol.31, No.7, 1588-1609, 2016

第 2 章

生命起源
——目前所掌握的卵子世界

正在從事「妊活」的人，往往會相當在意「吃什麼比較容易懷孕？」等生活上瑣碎之事，但其實最重要的是充分了解「懷孕機制」。

有了相關知識，才能朝懷孕跨出第一步。

理解不孕症治療時最重要的事

在現代，若你想掌握正確又有成效的不孕症治療，那最快的方式就是先學會自然懷孕的機制。會這麼說，是因為自然懷孕的機制中，某個環節存在問題，才會出現不孕的現象。

首先，就讓我們先從最基本的「大綱」，開始探索名為懷孕的故事吧。圖2－1是發生懷孕的舞台，說明了子宮、卵巢與輸卵管的位置關係。

圖 2-1 子宮與周圍的構造

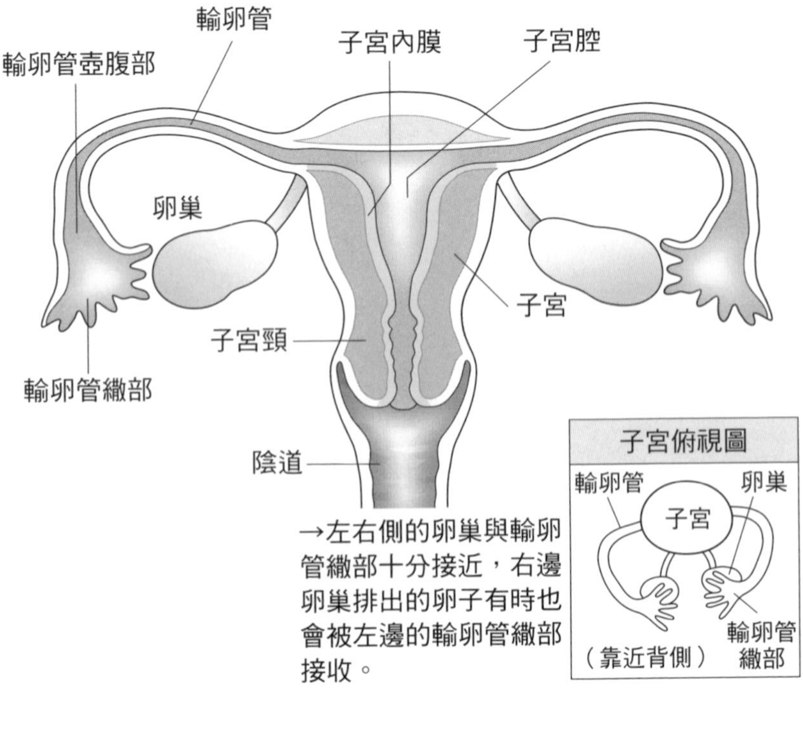

→左右側的卵巢與輸卵管繖部十分接近，右邊卵巢排出的卵子有時也會被左邊的輸卵管繖部接收。

子宮，這個能讓受精卵長成至胎兒的「家」，形狀就像倒過來的西洋梨。未懷孕時，子宮只有雞蛋般的大小。子宮的左右兩側分別連接著卵巢與像是細手臂的輸卵管。這些部位連同固定其位置的韌帶，以及負責供給營養與輸送荷爾蒙的血管，都被包覆在骨盆當中。這裡也是我們人類懷孕的舞台。

輸卵管的長度因人而異，但平均長度約為10 cm。若提到輸卵管的粗度，外徑則是名為「輸卵管峽」，只有大約5 mm的狹窄部位，以及粗度達15 mm，名為「輸卵管壺腹部」的部位。

然而，子宮腔內的空間比輸卵管更窄，最細處的直徑更只有1 mm左右。

這條輸卵管就像手一樣，伸長至卵子儲存庫的卵巢。

圖 2-2　卵巢的超音波照片

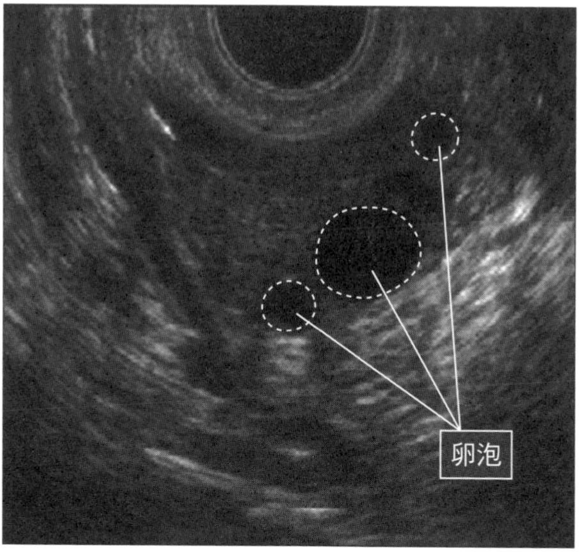

在卵巢中有著處於不同發育階段、各種大小的卵泡。超音波檢查時能觀察到較大的卵泡，甚至測量大小。

不少人都以為卵巢就像鵪鶉蛋，形狀是橢圓球形，但卵巢其實呈扁平狀，是厚0・6～1・5cm左右的扁平橢圓形臟器，長徑約2・5～5cm，每個人的尺寸差異甚大。

在年齡尚可生育的女性卵巢中，有著許多正在休眠的卵子，以及從睡夢中甦醒並開始變大的卵子。以超音波觀察卵巢之際，有時會發現像圖2－2一樣，存在著一顆或數顆黑色圓形物，這些便是逐漸長大的卵泡。

生命就這樣開始

卵子當然不是被攤放在卵巢之中。成熟到某個程度的卵子，就像公主身邊隨侍著許多宮女一樣，被分泌荷爾蒙的「顆粒性細胞」與「膜性細胞（卵泡內膜細胞）」團繞住。這些細胞會與卵子收納在同一袋子中，而「卵泡」，則是稱職扮演著讓卵子成熟與排卵的「推手」。

這裡的內容非常重要。雖然男性的睪丸每天都能製造大量新的精子，但女性的卵巢完全無法製造新的卵子。當女性還是母親肚子裡的胎兒時，就已經製造完這一生的卵子，卵泡初期會包覆著每顆卵子，並發育至「第1次減數分裂」前期（參照P55）。接著進入休眠狀態，等待著甦醒時刻的來臨。

經長時間保存的卵泡會逐漸甦醒並開始發育。然而，剛甦醒的卵泡小到幾乎不存在，因此就算用超音波檢查，也無法看見卵泡。此外，能夠這樣持續成長的卵泡數量極少，絕大部分的卵泡都會立刻消失。

話雖如此，還是有些卵泡能夠存活下來，並持續成長至醫師能透過超音波檢查看到的程度，並接收來自腦部的荷爾蒙指令。於是，每個月都會有唯一1顆卵泡走上「排卵」之路。

所謂排卵，是指卵子突破卵巢壁向外飛出。其動力是源自於內部不斷變大且充滿液體的卵泡破裂。

從卵巢往腹腔飛去的卵子會被位於輸卵管前端，形狀如手的「輸卵管繖部」捕捉，並置入輸卵管中。由於輸卵管繖部形狀特殊，因此輸卵管過去又被稱為「喇叭管」。從排卵到著床的過程如圖2－3所示。

卵子進入輸卵管時，若輸卵管中存在精子，就有機會發生受精，但卵子並不會一直等待著精子。

過去我們一直認為排卵後，卵子僅保有6～12小時的受精能力。雖然近期有報告指出，排卵1天以上也能生產的案例，但時間再長也不過如此。

卵子與精子的相遇，是位於輸卵管前端，空間稍微變大的「輸卵管壺腹部」。

精子們會圍住卵子，並用頭部的酵素頂破卵子最外側的「透明帶」，試著進入卵子中。只要1個精子成功進入卵子，包著卵子的皮質顆粒會瞬間破裂，使細胞膜產生變化，其他精子也就無法進入卵子中。

成功進入卵子的精子會釋出存放於頭部的染色體，尾部則會斷開並被吸收。當精子進入後，卵子也會完成第2次減數分裂。

這時，我們終於能在顯微鏡下看見最初的變化，那就是卵子染色體與精子染色體形成了2個名為「原核」的核。兩者結合為一的瞬間，有著來自父母親各半DNA的新生命就此展開生命活動。細胞結合後會不斷地分裂與增殖，

圖2-3 從排卵到著床的過程

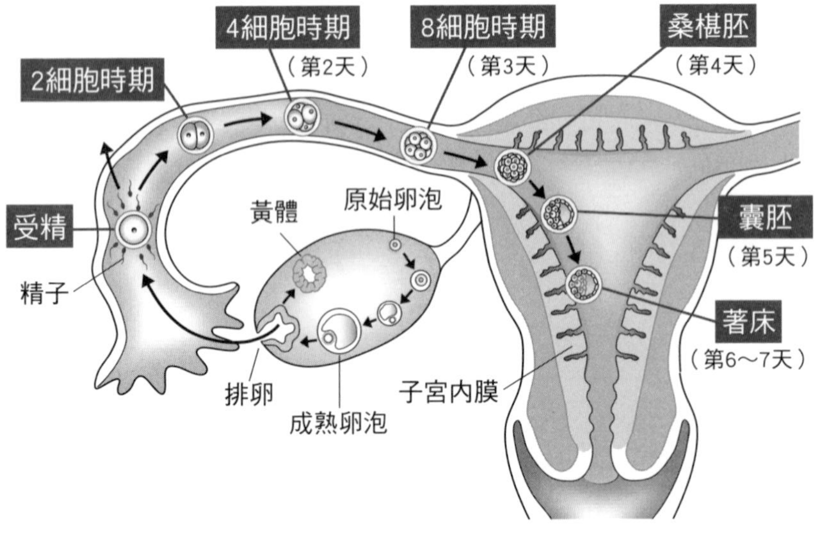

以複製自己的方式，增加至2個、4個。

這些細胞不久之後就會「分化」，並決定各自的角色。有些細胞負責形成部分胎盤，有些則是形成胎兒心臟。我們雖然會說身體是由大約60兆個細胞所組成，但追根究底，其實是從這僅僅的1個細胞開始。

受精卵不斷地分裂與增殖，在輸卵管內朝子宮方向移動。受精卵無法自己活動，因此須透過輸卵管上皮的纖毛運動，慢慢地運送。受精卵的旅程大約需要5～6天，抵達子宮時，受精卵會變成有著約100個細胞的「囊胚」。

這時，包覆著受精卵表面的堅硬透明帶會變薄，最後終於脫落。在輸卵管的旅程中，受精卵會從內撐破並逸出，此現象又稱為「孵化」。人類的卵子其實也歷經了孵化過程。

子宮會增加棉被般存在的「子宮內膜」厚度，等待孵化好的受精卵。若受精卵沒有現身，子宮內膜就會剝落，形成名為「月經（生理期）」的現象。

若受精卵現身，受精的卵子會鑽入子宮內膜，並在組織中長成血管，為製造胎盤做準備。此現象稱為「著床」，新生命就這樣開始在子宮內孕育成長。

握有懷孕關鍵的女性荷爾蒙波動

荷爾蒙的分泌為懷孕過程帶來相當的幫助。

荷爾蒙雖然無法以肉眼看見，卻在整個生命活動中，扮演著像是電影導演或指揮家的角色。荷爾蒙不僅能對卵子發出「長大」的訊號，還能促進、甚至抑制各種活動。

微量的荷爾蒙就能產生極大作用，就像是藥物般的存在。在不孕症治療中，也經常使用以化學方式合成的荷爾蒙藥物。然而，自體荷爾蒙只能由自己的身體製造，並由身體決定釋放量與頻率。舉例來說，體內以一定頻率「碰……碰……」地少量釋放出的荷爾蒙，就不同於一次大量注射入體內的荷爾蒙藥物。此外，最近也出現了不少長效性藥物。或許目前仍有我們尚未掌握的差異，但自體荷爾蒙與藥物的化學式相同，作用也幾乎一樣。

關於負責分泌生殖荷爾蒙的器官、荷爾蒙名稱及其作用，請參照P12所示的一覽表。荷爾蒙的種類繁多，但當中特別重要的荷爾蒙如下：

由腦部分泌的物質

- GnRH（促性腺激素釋放素、性釋素）……從下視丘分泌產生。
- FSH（卵泡刺激素）、LH（黃體刺激素）……從腦垂體（腦垂體前葉）分泌產生（兩者為常見的促性腺激素）。

由卵泡分泌的物質

- 雌二醇（E2／Estradiol）……從卵泡分泌產生，最主要的雌激素。
- 黃體酮（P4／Progesterone）……從黃體分泌產生（黃體與卵泡其實一樣。卵泡破裂，將卵子推出後，便改稱為「黃體」，功能也隨之改變）。

圖 2-4 荷爾蒙與卵泡伴隨月經週期的變化

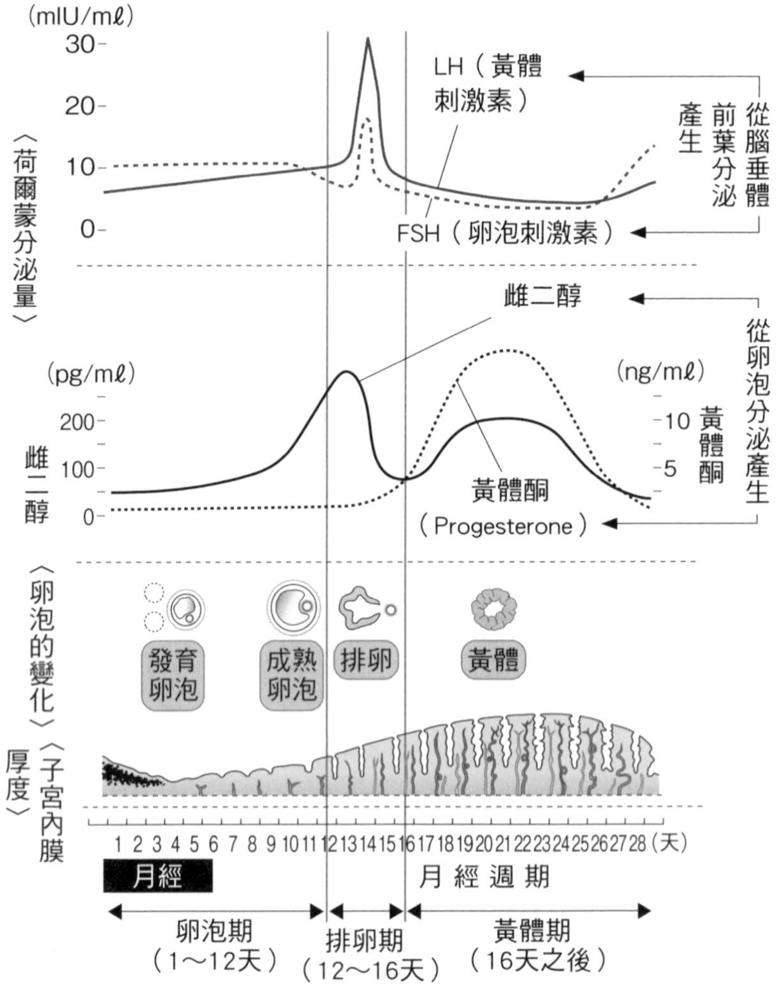

荷爾蒙的釋放情況並不固定。在生殖年齡女性的體內，這些荷爾蒙的分泌量會不斷出現高低變化，形成一個為期28天左右的循環，此循環稱為「月經週期」（圖２－４）。

看圖便可知道，在一次的週期中，這些荷爾蒙會在不同的時間點出現增減變化。每一週期的排卵前後分別稱為「卵泡期」與「黃體期」，亦可將排卵階段稱為「排卵期」。

月經來潮首日為週期的第1天。大多數的書籍都會提到月經週期為28天，但天數其實完全因人而異。從排卵至月經開始的黃體期天數差異雖小，但卵泡發育的卵泡期天數長短不一，即便是同一人，也會因某些理由，使週期天數產生變化。從醫學角度來看，週期介於25～38天皆屬正常範圍。

為何排卵期的白帶會變多

ＦＳＨ（卵泡刺激素）是能讓卵泡長大的荷爾蒙。

從圖２－４中可以看出，ＦＳＨ基本上在卵泡期會持續產生，但來到排卵前幾天—也就是雌二醇開始攀升時會短暫下降，並於排卵階段再次升高。進入黃體期時會暫時維持低落狀態，一旦發現未懷孕，便會再次升高，為培育下一週期的卵泡做準備。

ＦＳＨ及ＬＨ（黃體刺激素）都是從腦垂體（腦垂體前葉）分泌產生。腦垂體則是受下視丘產生的ＧｎＲＨ（性釋素）所控制。若將其比喻為企業組織，會先由下視丘這位經理釋出ＧｎＲＨ，股長的腦垂體接收到命令後，會產生ＦＳＨ與ＬＨ，下屬的卵泡接收了ＦＳＨ與ＬＨ，便開始成長。

卵泡成熟後，會自行釋出雌二醇（一種雌激素）。這也是用來向子宮發出「卵泡發育完成，再過不久就會朝你那裡移動，要先做好準備」信號的荷爾蒙，讓子宮內膜得以增厚。雌二醇也會對負責把受精卵搬運至子宮的輸卵管起作用。

從身體外觀來看，雌二醇還能增加皮膚光澤，讓女性看起來更漂亮。「雌激素（estrogen）」是由「estrous（動情期的）」與「genesis（創始）」2字組成。

雌二醇還能幫助子宮頸分泌更多的黏液（白帶）。子宮頸是指位於子宮入口處的內縮部分。陰道平常呈強酸性，那是因為乳酸桿菌的德得來因氏桿菌會從大量存在於陰道上皮的肝醣製造乳酸，使環境常保酸性，預防黴菌與雜菌孳生，維持乾淨狀態。

然而，體液一般而言為弱鹼性，處於酸性環境時，不僅是菌類，對精子而言也是相當嚴苛的環境。對此，當接近排卵階段時，子宮頸黏液會隨之增加，製造出精子通道。在子宮頸黏液的保護下，精子會順著子宮頸黏液這條河川逆流而上，朝子宮邁進。

於是，當雌二醇分泌量增加，子宮、輸卵管、子宮頸全部都會知道「卵子成熟了」，為排卵做好準備。此時，腦部會釋出大量ＬＨ（黃體刺激素），對卵泡下達「排卵吧」的指令，亦稱為「ＬＨ升高（LH surge）」。

雖然腦部與卵巢相距遙遠，卻能輕易得知卵巢內的雌二醇已經變多。這是因為荷爾蒙釋出後，便會進入血液，經血管繞行全身。

荷爾蒙會以這種方式，扮演著本身負責的角色，同時掌握彼此的情況，以團隊形式運作。當某種荷爾蒙的量出現增減，使其他荷爾蒙分泌量改變的機制稱為「回饋」。荷爾蒙的增加伴隨其他荷爾蒙增加時叫作「正回饋」，增加伴隨減少時則是「負回饋」。

方才有提到，ＦＳＨ（卵泡刺激素）的分泌量在排卵前會短暫下降，我們認為會出現這樣的情況，是因為ＦＳＨ對於雌二醇的增加存在負回饋，使分泌量減少。只有長到最大的唯一１顆卵子能夠排出，其餘候補會就此消失的現象，則被認為與卵泡期期間，發育卵泡的荷爾蒙分泌量減少有所關聯。

從「戀人模式」切換為「母親模式」

排卵時，卵泡會在推出卵子後遭破壞，除了形狀改變，就連名稱也會改叫「黃體」。卵泡並不會消失，形成卵泡的多數細胞會存活下來，並接手下一個任務。那就是分泌名為黃體酮（Progesterone）的荷爾蒙，培育子宮內膜。

黃體酮（Progesterone）一詞有「為了（pro）懷孕（gestation）的類固醇（steroid）激素（hormone）」之意。不知各位是否還記得，方才有提到排卵前會增加的雌激素名稱含有「動情」的意思。換言之，女性的身體會在這時從「戀人模式」邁入「母親模式」。

當著床完成，懷孕成立時，黃體酮與雌二醇兩者會大量分泌增加，替維持懷孕助一臂之力。

若懷孕未能成立，黃體酮與雌二醇的數值就會開始下降，無法保持既有狀態的子宮內膜會隨之剝落，與血液一同排出體外，這也是我們所說的「月經」。

當黃體酮開始下降，月經即將來臨之際，培育卵泡的FSH又會再度增加，及早為下一次的月經週期做準備。

就在4種負責不同任務的荷爾蒙接續順利形成波動下，卵巢才能培育卵泡，邁入排卵，子宮也會為了培育受精卵做好準備。

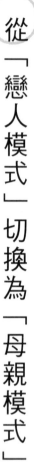

記錄基礎體溫就能掌握月經週期

我們都知道，月經週期會對女性的情緒帶來變化。雖然每個人的情況不同，但有些女性在黃體期容易心情低落，變得相當煩躁。若嚴重到對日常生活帶來障礙，則稱為「ＰＭＳ（經前症候群）」。有些人會覺得黃體期容易變胖，這是因為該時期的黃體素活動旺盛，並做好培育受精卵的準備，使身體變得容易累積水分，食慾也會增加。

月經週期還會讓處在最平穩狀態時的體溫，也就是「基礎體溫」（早上起床前測量）出現變化。

黃體素會讓體溫比平常上升０．５℃左右，排卵後的基礎體溫會持續處於高溫期，當溫度開始下降，月經就會來臨（圖２－５）。

日本一直以來都認為，若想要懷孕，就必須測量基礎體溫。這是因為能從中推估排卵日，找出較容易懷孕的日子。卵子保有受精能力的期間非常短，的確會讓人想知道何時能夠懷孕。

對於月經週期規則的人而言，能以「下次月經預計的來潮日往前推2週」計算排卵日。還有些女性能從子宮頸黏液（白帶）增加、胸部變脹、性慾高漲等現象，得知排卵日即將來臨。然而，月經不順的人是無法以此方法計算，也並非每個人都有自覺現象。這時，就必須輪到測量基礎體溫登場。

基礎體溫的變化，其實也是推測荷爾蒙波動是否正常的一個指標。當圖形出現與平常不一樣的明顯差異，荷爾蒙就有可能分泌不順或過剩。

針對檢查的內容雖然會於第3章詳談，但本書並不認為測量基礎體溫是絕對必要。推估排卵日與檢查荷爾蒙的精準度其實劣於超音波檢查及血液檢查，就精神層面而言也會造成負擔。

自古便知的懷孕知識固然重要，但到了現代，今非昔比的情況也不在少數。關於這些內容稍後再與各位分享，讓我們先繼續說下去。

圖2-5 女性基礎體溫的變化

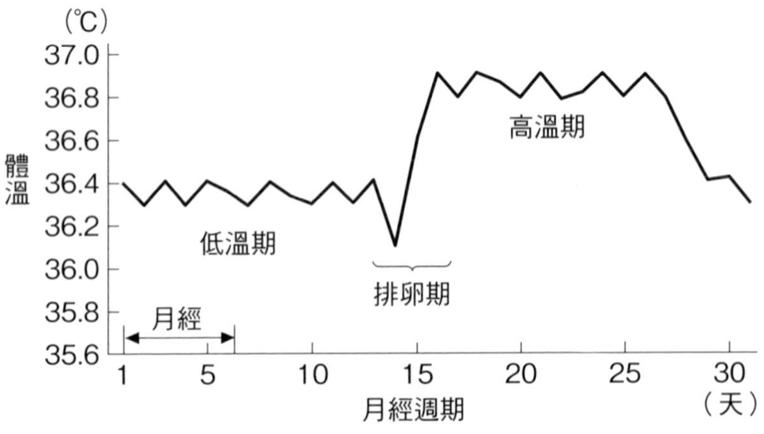

排卵期結束後，在黃體素的作用下會進入高溫期，當體溫下降時，月經就會來臨。低溫期與高溫期的體溫差異約為0.5℃。

能順利生產的機率為4分之1

前述所提到卵子受精到著床的過程只能用精彩無比來形容。但若要問是不是每次都能如此順利，卻著實困難。

究竟有多困難？即便是年齡最容易懷孕的健康夫妻，月經週期順利的人卻是少數。

不少夫妻認為，如果想要孩子，只需停止避孕，下個月（月經週期）應該就能懷孕，但實際上卻常常事與願違。當中有絕大部分的理由都存在於卵子，老實說，女性並非每個月都會排出能夠長成胎兒的卵子。

即便子宮、卵巢甚至男性的所有功能都非常健康健全，只要當月排出的卵子自我能力不足，那就沒有任何意義。

但這基本上不會造成太大問題。因為大多數的夫妻都能在未來的幾個週期內，排出能夠生產的卵子，並順利懷孕。

一般認為，精子與卵子相遇並順利生產的平均機率為4分之1。從實際情況來看，未避孕的健康夫妻在1年內懷孕的比例大約是8成。這麼說來，停止避孕卻因未懷孕而感到不知所措的人，還在心想「怎麼會這樣」的時候，其實就能成功懷孕。

然而，這必須有個前提，就是「女性要夠年輕」。

現在有許多人都是邁入高齡後，才想著要懷孕。就算怎麼等待，仍遲遲無法懷孕的人卻不斷增加。這時便有人認為，邁入40歲後，1年要能排出有辦法發育至生產的卵子次數應該是寥寥可數吧。

換言之，停止避孕後，只要經過數個月，大多數的年輕夫妻都能懷孕；但到了40歲，花費的時間可能拉長，最後演變成再怎麼等，也等不到懷孕的情況。

若是這樣，想要卻還沒有孩子的高齡夫妻可能會在等待自然懷孕的過程中，邁入無法生育的階段。以現代不孕症來看，基於這樣的不安，前往求診的族群人數也是最多。而這會與接下來要說明的卵子特殊形成機制有關聯。

每天會消失30個卵子

讓我們稍微來追蹤一下卵子的一生。

當人從還稱不上是胎兒的階段（受精）開始算起約2週期間，體內就能夠製造出卵子與精子之始的「原始生殖細胞」。

若胎兒是女生，那麼原始生殖細胞就會分化成能夠成為卵子的細胞，並朝會發展成卵巢的生殖腺移動；但若胎兒是男生，原始生殖細胞則會找到只有男生才有、帶著Y染色體的基因，並分化成能夠成為精子的細胞。

女性胎兒的卵巢形成後，表面名為「皮質」的部分會出現能夠製造卵子的「卵原細胞」。此細胞會旺盛並反覆地分裂，製造大量卵子原貌的「卵母細胞」。據說卵母細胞在高峰時的數量可達700萬個。這些卵子形成後，會立刻被前述用來培育卵子的袋狀物—卵泡包圍，並處於「原始卵泡」狀態。

但在懷孕4個月左右的時候，持續製造卵母細胞的卵原細胞會從卵巢中消失，因此就無法再製造新的卵子。

正當我們以為卵子數量很多的時候，卵子卻開始以驚人的速度消失。懷孕初期的胎兒期雖然製造了高達700萬個的卵子，在胎兒出生時數量卻會降為100萬～200萬個左右。接著進入青春期，初經來臨時的卵子數大約是30萬個（圖2－6）。

女性雖然會帶著這些卵子，邁入能夠生育的階段，但只要是年輕女性，之後更會以每天30個的數量失去卵子。當卵巢中的卵子剩餘數小於1000個時，月經週期就無法成立，最後便會停經。在卵泡中製造荷爾蒙的顆粒性細胞也會與卵子一同消失，隨著荷爾蒙波動成

圖 2-6 卵子數在胎兒期達高峰後便隨之減少

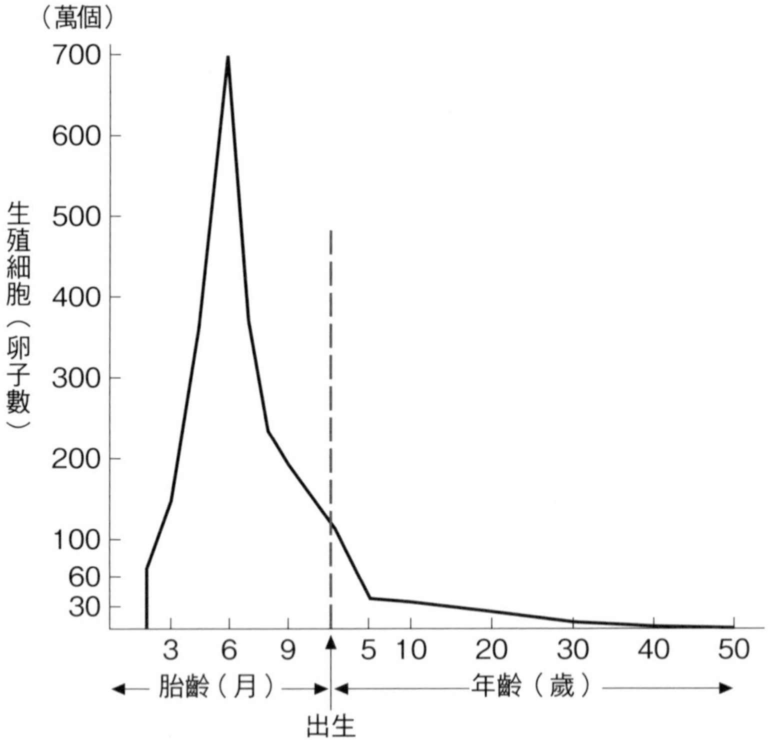

女性卵巢中生殖細胞的數量變化。胎兒期製造的700萬個卵子會急遽減少，在10～12歲左右減至約30萬個（數值會依報告對象存在些許差異）。

參考來源：Baker TG, Biol Sci, 1963

立的月經週期便無法順利循環。

就這樣地，絕大多數的卵子終將面臨消失的命運。

這也是為何我們會說，不只是成為胎兒的卵子，就連每月排出的那1個卵子都是何其幸運。據說女人終其一生的排卵數大約是400～500個，但若以體內製造的700萬個卵子來看，每1萬個的排卵機率可是低於1個。

即便如此，自然受孕的機制仍相當完備，機會也非常多，只不過是現代女性沒好好把握住那大多數的機會罷了。

雖然年紀愈大，幾乎所有的卵子都會消失，但當中還是有持續存活在卵巢40年左右，發育長成健康嬰兒並順利出生的卵子。思考這個事實後，不禁令人感到既驚奇，又充滿神祕。

一般細胞的壽命頂多3個月左右。在我們體內的60兆個細胞幾乎是以每3個月為週期替換。精子形成大約需要80天，但經過10天就會死亡，被白血球吞噬吸收。

反觀，為何只有卵子能活40年？這或許是與卵子具備的「休眠」特性，以及隨侍於側的細胞表現優異有關，但目前還無法釐清當中的機制。

卵子甦醒後會花半年的時間邁向排卵

這些卵子究竟是怎麼從休眠甦醒，開始成長，並在途中消失，或是順利排卵的呢？接下來，讓我們稍微深入探討卵子的成長吧！

以超音波觀察卵巢時，會看見卵泡不斷地長大。這個時期的卵泡不只袋子尺寸變大，也會出現許多變化。

首先，讓我們來把焦點放在「染色體」這個位於卵子核之中的身體設計圖。

在前面的內容中已經提過，卵母細胞會在胎兒期製造形成，並來到「第1次減數分裂」前期，進入休眠狀態後，會直接被儲存下來。

「減數分裂」是一種特殊的細胞分裂方式，只存在於生殖細胞（圖2－7）。卵子與精子這類生殖細胞在成熟之前，必須讓自己的染色體數量減半。

一般而言，人體細胞核中的染色體有23種（22種體染色體＋1種性染色體），每種各2個，合計46個。但生殖細胞受精後，受精對象的染色體就會與自己的染色體結合，兩者若分別有46個染色體，受精卵的染色體會變成92個。因此生殖細胞必須先行將自己的染色體數量減半。

減數分裂可分成第1次減數分裂與第2次減數分裂2階段。卵子甦醒後，會於第1次減

圖 2-7 生殖細胞的減數分裂機制

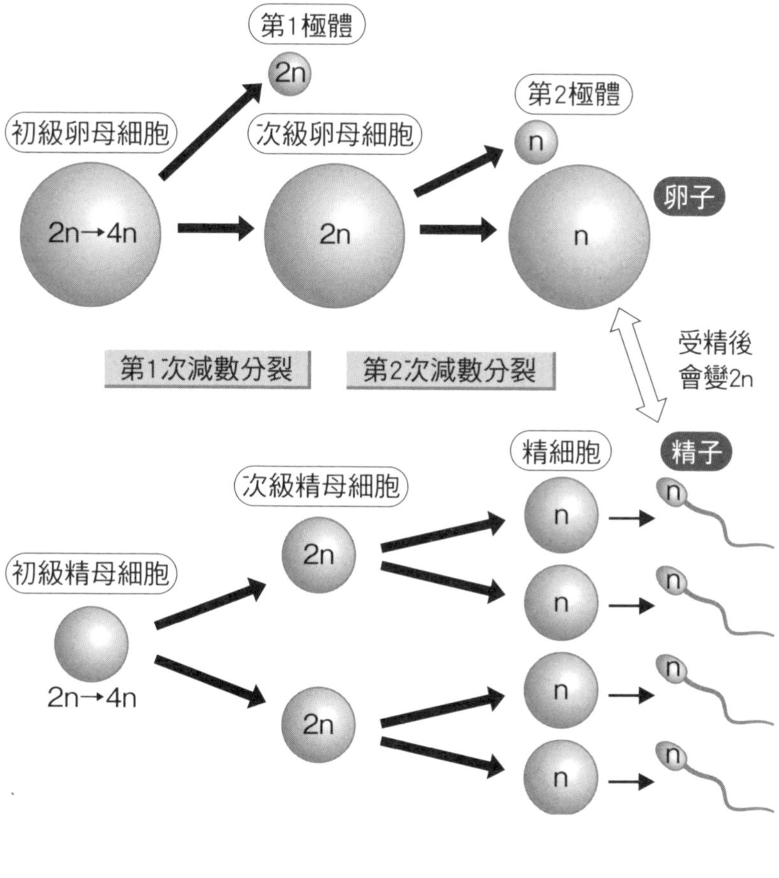

1個卵母細胞與精母細胞分別能夠製造1個卵子及4個精子。2n則表示染色體的存在都是成雙成對。卵子減數分裂產生的極體會退化並消失。

數分裂的過程中再度成長。

卵子「甦醒」，是指原本處於休眠狀態、沒有任何活動的基因，在某個時間點基於某種原因又開始活動，重啟邁向受精的成長過程。順帶一提，不孕症治療裡，會將在卵子內進行的這類胚胎學變化稱為「成熟」。

究竟是怎樣的法則決定了卵巢中卵子甦醒的順序，至今仍不清楚。目前只知道，無論是月經週期的第幾天，每天卵巢裡的卵子還是會不斷甦醒。

一般認為，卵子完全地成熟，要等到精子進入且受精過後，而甦醒到排卵的天數竟然需要長達半年之久。此過程的整體面貌、各時期的大小與名稱如圖2－8所示。

這時或許會有讀者認為，「奇怪……怎麼跟我在健康教育課學到的不一樣」。大多數人所學到的排卵機制，應該都是「在剛開始進入排卵的月經週期時，『這個月的卵子們』將同時甦醒並相互競爭，其中最優秀的卵子會雀屏中選並得以排出」之類的內容。

由於過去我們並不知道有極小卵子的存在，因此才會如此教導各位。目前則是已經掌握，卵子早於排卵週期的6個月前醒來，並非在某個特定的日子一同甦醒。

實際上，無論女性的月經週期來到第幾天，卵子們還是會不斷甦醒。圖2－9為示意圖。

當某個卵子並未消失，且繼續長至成熟時，可將其過程分為2階段。第1階段是未受腦中的荷爾蒙影響，由卵母細胞自行甦醒，長至成熟的階段。卵泡會在這個時期成長為「初級

圖 2-8 卵泡從發育到排卵

卵泡名稱		特徵	成長天數	
原始卵泡		被發展成顆粒性細胞的細胞圍繞。	3個月以上	
初級卵泡		被單層的顆粒性細胞層圍繞。		
次級卵泡	空腔前卵泡	顆粒性細胞多層化，形成膜性細胞與透明帶。		約3個月
	空腔卵泡	促性腺激素受體發展，形成卵泡腔。自然懷孕時，會從此大小的空腔卵泡中，決定出 1 個卵泡排卵。	約14天	
	成熟卵泡（葛拉夫卵泡）	顆粒性細胞、膜性細胞會分泌大量的雌二醇，讓子宮做好著床準備。當內腔變大，就會破裂並排卵。		

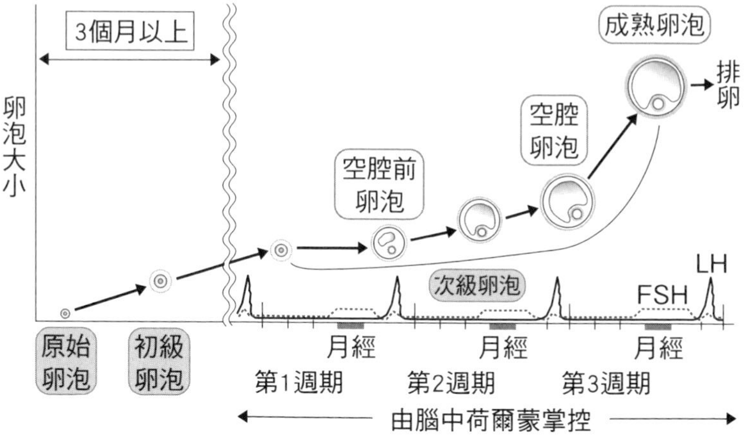

原始卵泡從甦醒到排卵大約需花費半年的時間。進入排卵前的週期（圖中的第3週期）時，卵泡會受FSH影響而急速成長。

（上）根據「病気がみえる　vol.9婦人科‧乳腺外科　改訂3版」製成、（下）參考來源：Adashi, E. Y., Reproductive Endocrinology, 3rd edition,1991

圖 2-9　每天會有大量的卵泡甦醒

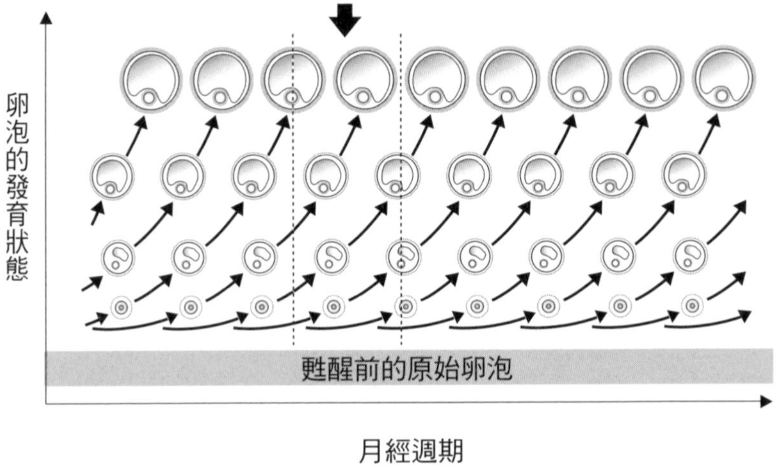

卵泡不受月經週期影響，會每天甦醒，從圖中粗箭頭所示意的期間便可得知，卵巢中其實存在有各個階段的卵泡。

參考來源：Gougeon, A., Human Reproduction,1986

卵泡」，但由於仍相當微小，醫師尚無法透過看診觀察到初級卵泡的存在。

接下來，卵泡中會形成腔，並在裡頭充滿名為「卵泡液」的液體，進入「次級卵泡」階段。

甦醒後存活3～4個月的卵泡，在進入可排卵週期的2個月前會成熟，並於此階段開始接受腦中荷爾蒙的指令。接著，卵泡繼續成長至數mm時，醫師就能透過超音波檢查觀察到卵泡。

究竟是如何選出那唯一1個要排出的卵子？

次級卵泡開始受腦中分泌的FSH（卵泡刺激素）影響後，成長幅度會急遽加速。參照P57的圖2－8便可清楚了解成長的情況。

然而，在人類的自然懷孕中，基本上只會有1個卵子能排出─其他卵子會與卵泡一起萎縮。當FSH大量分泌，卵泡們開始生長後，只要到了某一時間點，便會決定出長至最大的卵泡是唯一1個能繼續朝排卵邁進的卵泡。英文又稱此現象為「Dominance（優勢化）」，本書則稱為「選擇（Selection）」。被挑選出來的卵泡則稱為「優勢卵泡（Dominant Follicle）」。也是基於此選擇，人類每次懷孕的人數基本上會是1人。

話雖如此，在選擇卵泡時並不會充分探究卵子的品質後再行挑選，其過程可是相當隨機。一般認為是以當時的卵泡大小（成熟程度）來決定選擇對象。

圖2－10便是前面已經說明過，卵子甦醒到排卵的示意過程。

能夠邁至選擇階段的卵子數量其實不多。年輕人的平均數量為10個，高齡懷孕者的數量差異較大，但基本上僅有數個。

若是一次生產能產出多胎的其他哺乳類動物，那麼這些存活下來的卵子們就能夠繼續生長。其實，一次能產多胎的哺乳類動物子宮可分為左右2個，形成較容易養育複數個胎兒的環境。但人體機制會避免懷雙胞胎或3人以上，因此在演化過程中，子宮也逐漸地相連為一。

僅生出1名（1隻）胎兒稱為「單胎」。人類的身體演化不同於其他動物，一般認為，這是因為

圖 2-10 在決定哪個卵子能夠排出之前（示意）

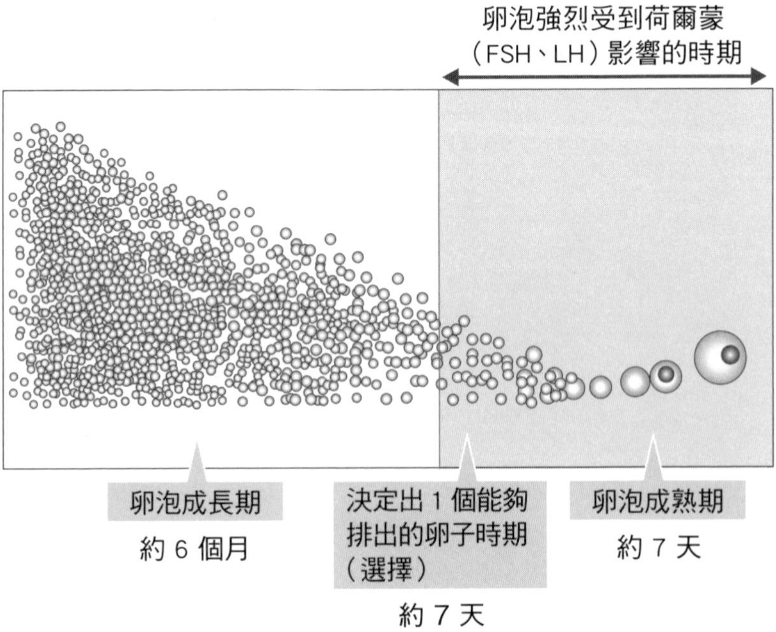

甦醒的卵子會慢慢消失，一旦過了選擇階段，數量會減至數個～10個。只有從中被選出的唯一1個卵子能夠繼續成熟並邁向排卵。

人類採取了單胎產子的策略。在演化成雙足步行與大腦發展後，看來人類將生產視為相當大的負擔。與身體相比，人類胎兒的頭部變得非常大，反觀母親的子宮及骨盆卻是變小。

能讓卵泡發育的FSH（卵泡刺激素）會在選擇階段開始減少，數量為之前的8成左右。但長至最大的卵泡還是對FSH具有高敏感度，並會不斷成長。進入排卵前最終階段的卵泡又稱為「葛拉夫卵泡」，卵泡腔裡會充滿大量卵泡液且整個脹起，卵泡在最大狀態時的大小可達20mm左右。圖2－11為卵泡內部的示意模樣。

圖2-11 卵泡成長過程中的內部模樣

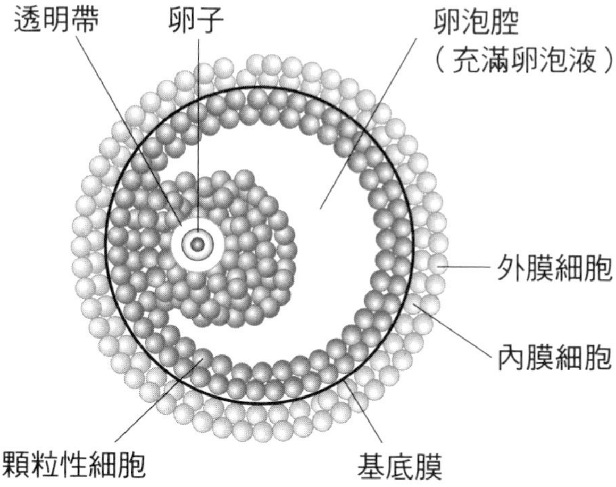

卵泡成長的同時會愈變愈大，就在即將排卵之際，卵泡腔會充滿卵泡液並整個脹起。

於此同時，未排卵的其他卵泡則是會出現自我毀壞的「細胞凋亡（Apoptosis）」現象並萎縮，這些卵泡又被稱為「閉鎖卵泡」。

排出的卵子不見得是最好的——體外受精策略

這裡稍微題外話一下，來談談治療方法。

各位應該都知道不孕症治療中，經常使用一種名為「排卵誘發劑」的藥物。使用後不僅能讓無法成為優勢卵泡的卵泡隨之成長，甚至還有機會排出多個卵泡。

就成分而言，注射用排卵誘發劑與ＦＳＨ（卵泡刺激素）及ＬＨ（黃體刺激素）相同。因此，將含有上述成分的藥物投入體內後，便能使血液中的荷爾蒙濃度維持在一定水準，讓所有的卵泡得以繼續成長。

能夠一路來到選擇階段的卵泡基本上都有著相當水準，因此，並不能說除了優勢卵泡以外，其他卵泡沒有長成胎兒的實力。其實從雙胞胎、3胞胎，以及其他多胎的哺乳類動物來看，便可理解其中的道理。

雖然優勢卵泡在選擇階段的尺寸確實最大，但不代表只要大，就擁有成為胎兒的最強實力，因此，並無法百分之百保證能長成胎兒。前述中有提到，「排出的卵泡不見得都能長成胎兒」。這麼說來，真正能成為胎兒的卵泡，也有可能不是月經週期候選卵泡中最大的卵泡，而是第2或第3大的卵泡。

換句話說，在一群候選卵泡中，其實並不知道究竟哪個卵泡能成為胎兒。這時，透過藥物盡可能地救濟卵泡，使其得以受精，就是使用排卵誘發劑的體外受精策略。如此一來，與能成為胎兒的卵子相遇機率便會增加。

高齡懷孕者體內能成為胎兒的卵泡數量不僅愈來愈少，在有限時間內，每一個週期更是必須好好把握時機，因此投用排卵誘發劑的運作模式確實有其可行性。

此方法在剛施行之際，出現了不少孕婦懷上雙胞胎，有時甚至是多胞胎的缺點，造成相當大的問題。這個問題行至今日其實仍未完全克服，成了不孕症治療存在的課題之一。尤其是最近，在不將卵子取出體外的一般不孕症治療（時機療法、人工受精）中，更出現了因排卵誘發劑所造成的多胎懷孕問題。

然而，若是將卵子取出體外進行體外受精，便能選擇要放回子宮的受精卵數量。以目前來說，當2個以上的卵子成為受精卵時，在週期內僅放回1個卵子的「單一胚胎植入術」相當普及。此模式更大量減少了體外受精時，多胎懷孕的情況。未放回的卵子則可冷凍，用在未來的週期當中，相關內容會於之後詳述。

精子的形成與男性不孕症

截至目前為止都在探討卵子，接下來，稍微聊聊精子吧！

在荷爾蒙的作用下，成為男生的胎兒會長出男性生殖器，並從原始生殖細胞長出能在睪丸中製造精子的「精原細胞」，以及有助精子成長的「塞氏細胞（Sertoli Cell）」。然而，男性實際上開始製造精子，必須等到出生，而且還是進入青春期之後。

進入青春期後，男性睪丸中的精原細胞會終其一生不斷地細胞分裂，製造出新的精子。不同於女性，男性只要睪丸功能正常，即便高齡還是能持續製造新的精子。

正如圖2－12所示，精子初期的形狀是沒有尾巴的圓形。

睪丸內有許多彎曲細長的「細精管」，在細精管內膜裡則有能夠製造、培育精子的細胞。精子成熟的同時，會移動至細精管內腔，並在最後階段長出尾巴，這時精子便能在細精管內游動。細精管與睪丸上方的「副睪」相連（圖2－13）。精子們會儲存於此，等待上場。

精子從形成到能夠獨當一面，大約需要80天的時間，等待上場的時間為10天左右。未派上用場的精子會被吸收並消失，交棒給每天形成量高達1億個的新精子。

精子頭部存放著能將生命資訊傳遞給子孫的DNA。精子必須背負著DNA，自食其力地游向卵子的所在位置，因此除了有著活力旺盛的尾巴，頸部較粗的部分則帶有動力來源的粒線體。此外，精子頭部前端還會備妥好的酵素，用來分解包在卵子外面的堅硬透明帶。

勃起射精的過程，其實與最具代表性的男性荷爾蒙「睪丸酮」有著極大相關。

圖 2-12 精子成熟

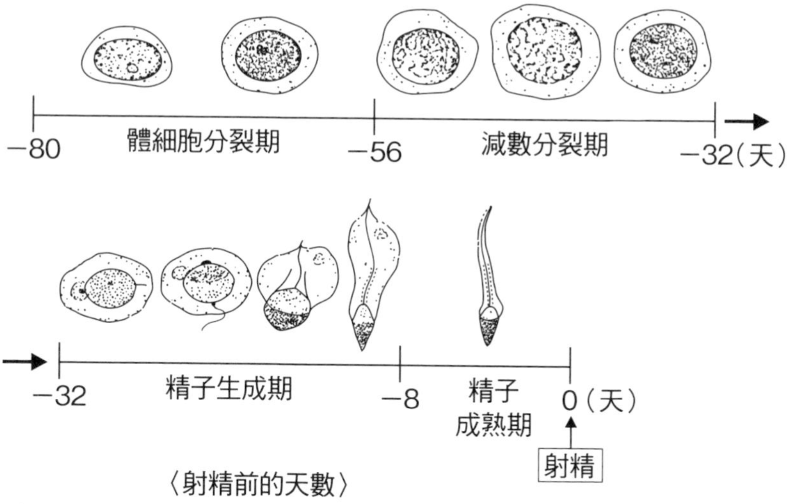

精子在初期的精原細胞階段為圓形，於體內形成後，大約需要80天的時間才能獨當一面。

一般而言，每次射精會伴隨1億個左右的精子（但實際上個人差異非常顯著，還會隨日期出現增減）。正如同前方所述，精子邁向卵子必須先克服酸性環境等嚴苛的條件，要能抵達最終與卵子相會的地點—輸卵管壺腹部需要數十分鐘甚至1～2小時，抵達時精子的數量約為100～1000個。

若精子本身就相當少量，那麼能抵達卵子所在之處的精子當然就會更少，導致受精難度增加。

雖然只有1個精子能夠進入卵子，但自然受精的大前提是必須有一定的精子數。這是因為我們普遍認為，若要突破卵子周圍堅硬的透明帶，就必須有相當力量的協助。精子會從頭部釋放酵素，努力地分解掉透明帶，透明帶猶如難以攻破的堡壘，因此需要相當大量的兵力。

除了數量外，還可從運動性、形狀等幾個指標來觀察精子的狀態，相關內容將於檢查章節詳述。

相信不少男性都相當排斥精液檢查，但我希望各位記住，若是因精蟲數過少或活動量不足所引起的不孕，其實可以選擇成效顯著的治療法。

胚胎學家（Embryologist）透過顯微鏡將精子放入卵子中的「顯微受精」，是男性不孕症相當具成效的治療手段，相關內容會於第5章詳加說明。若是利用顯微受精，即便是只能取得1個精子的夫妻，也是有機會懷孕。

所謂男性不孕症，幾乎都是因為某些理由，使得精子無法抵達卵子所在處，進而造成不孕。這時的治療策略，就必須透過體外受精或顯微受精，直接將精子送至卵子處或是利用導管，進行將精子送至子宮的「人工受精」。

圖 2-13 男性生殖器與精子構造

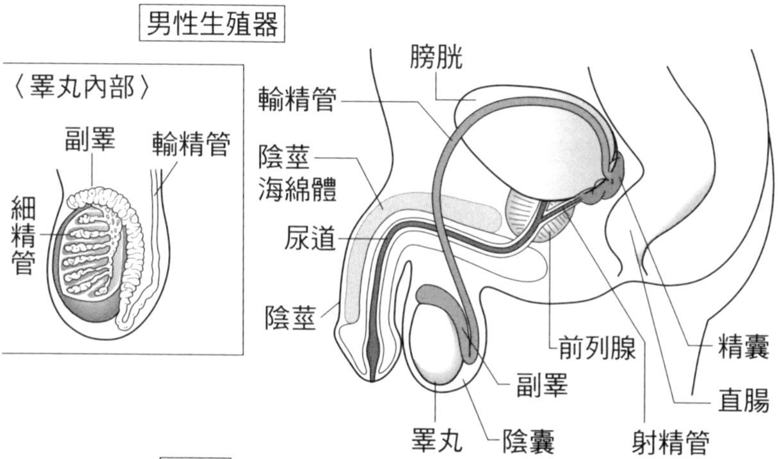

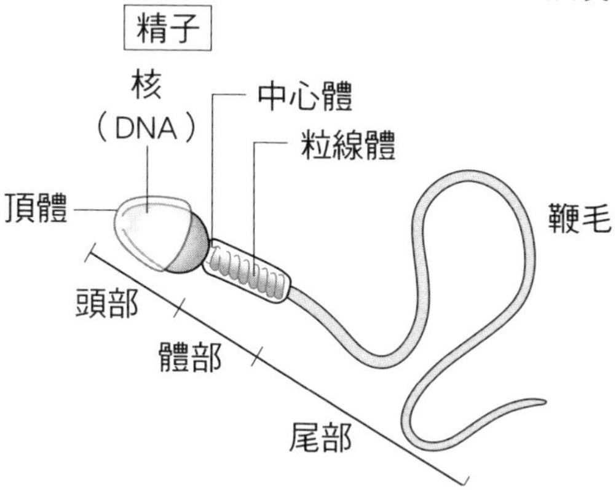

受精過程

一般而言，精子能在女性子宮或輸卵管內存活的天數為3～5天。精子於輸卵管壺腹部等待時，若很幸運地卵子也現身，那麼精子就會全部上前包圍住卵子。然而，也有可能是先排卵後，精子才現身，換言之，就會是卵子等待精子的狀態。但由於卵子保有受精能力的期間相當短，因此精子先到的情況應會較多。

卵巢與輸卵管分開是人類才有的特徵，其他許多哺乳類動物其實是兩者相連。至今我們尚無法得知，人類的輸卵管繖部究竟是以怎樣的方式順利攔截到卵子。

輸卵管其實是沿著骨盆形狀呈圓弧形，因此左右輸卵管與輸卵管繖部會在相近的位置面朝彼此（P34圖2－1）。這也是為何右邊卵巢排出的卵子有時會被左邊的輸卵管繖部攔截。另外，左右卵巢基本上雖然是交互排卵，但實際上也有例外，因此，必須觀察左右卵巢，確認卵泡的成長情況，才有辦法知道這個月是由哪一側排卵。

接著來看看實際的受精過程，會發現卵子與精子的大小有顯著差異。卵子大約是0．1mm，就人體細胞而言，堪稱是非常巨大的存在，甚至還能勉強以肉眼觀察。反觀，精子全長也不過0．05mm。

但這群為數眾多的小精子們可是相當拚命，全部的精子包圍住卵子，將能夠分解酵素的頭部抵著卵子，在卵子四周持續劇烈活動，分解「透明帶」外殼。

受精的過程，往往被形容成最快來到卵子身邊的精子，就像路上競技的勝利者一樣，以撞斷終點彩帶的方式，衝入卵子中。但當我們能在顯微鏡下看見受精的瞬間後，發現精子並沒有辦法唰地衝進卵子當中，其過程反而比較像是前述團體競賽的感覺。

終於，圍繞著卵子的其中1個精子順利通過透明帶，並朝卵子的細胞膜邁進。

通過透明帶的精子會釋放出名為「PLCζ」的物質，這時也被認為是新生命正式啟動的瞬間。PLCζ會在卵子裡反覆釋放大量的鈣。

出現此現象時，就代表其他的精子已無法進入卵子。接著，卵子會走完第2次減數分裂的最終階段，並結束成熟。精子則是會從頭部釋放出自己的DNA，卵子與精子便會分別形成名為「原核」的部分。

原核結合後，終於能夠形成新生命的DNA組「基因體（Genome）」，接著，細胞就會開始分裂，努力地打造出嬰兒的身體。不斷成長的胚胎會從輸卵管運送到子宮，在輸卵管內移動的5～6天，則會慢慢地變成受精卵（圖2－14）。

輸卵管是由能夠伸縮的肌細胞所組成，當受精卵形成時，輸卵管便會受荷爾蒙影響劇烈活動。輸卵管內側有名為纖毛、能夠擺動的毛狀組織，這些纖毛可說扮演著非常重要的角色。

圖 2-14 受精卵在受精後的變化

① 2個原核

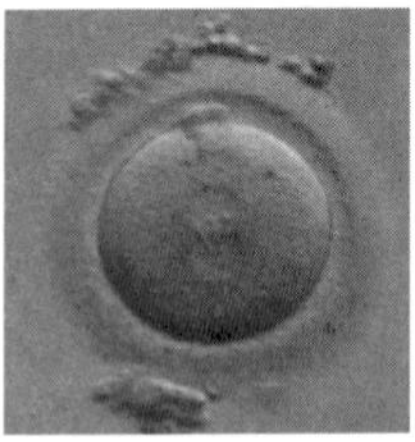

位於中間的 2 個圓形，分別是卵子與精子形成的原核。

② 2個細胞

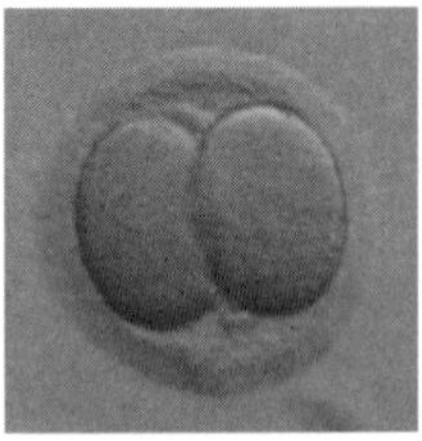

受精隔天便會開始細胞分裂。

③ 4個細胞

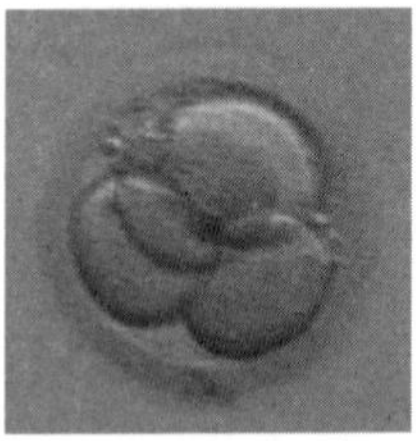

④ 8個細胞

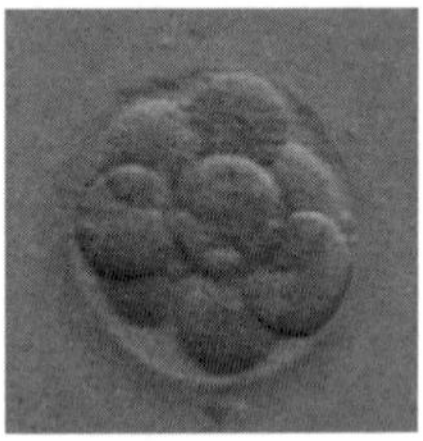

受精過了 3 天左右，細胞會分裂成 8 個。

⑤ 桑椹胚

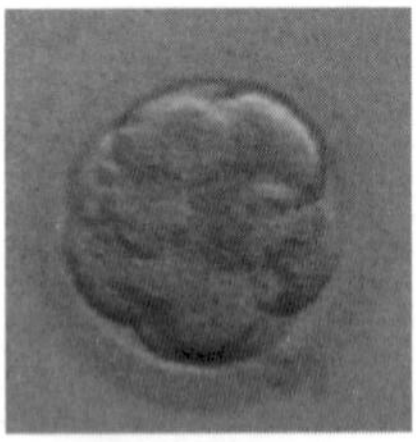

受精後約 4 天的狀態，分裂開的細胞們緊靠著彼此。

⑥ 初期的囊胚

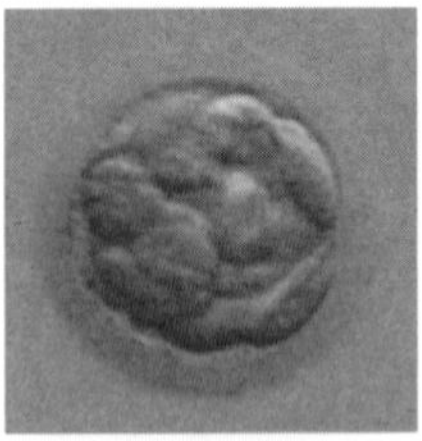

受精後 5 天左右，細胞質內部會開始形成間隙（囊胚腔）。

⑦ 囊胚

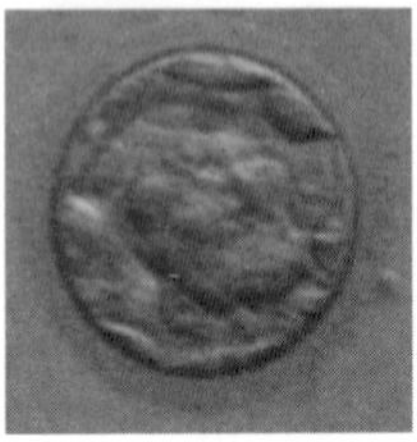

囊胚腔會逐漸變大，未來還能看出會形成胎兒（內細胞團）以及胎盤（滋養層細胞）的部分。

⑧ 擴張的囊胚

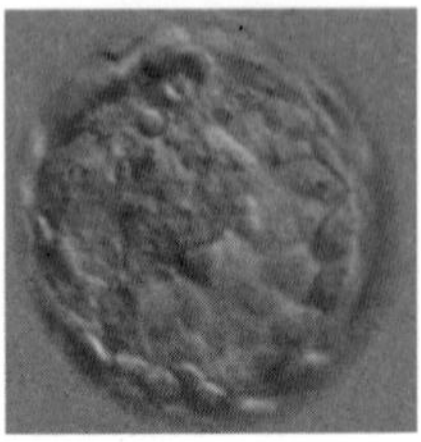

囊胚腔再繼續發育下會變得更大，包覆著胚胎的透明帶則會變薄。

成長速度雖然會依胚胎狀態有所不同，但受精後便會開始細胞分裂，因此胚胎大約 5～6 天就能出現上述變化。

一旦受到披衣菌感染，就會對纖毛帶來傷害，導致纖毛無法順利搬運卵子，是造成不孕或子宮外孕的原因。

來到子宮的受精卵，會埋入子宮內膜中完成著床。著床幾天後，部分的受精卵細胞會變為日後形成胎盤的「絨毛」組織。

人體的免疫系統雖然會阻擋自身以外的外來物，但子宮卻很輕易地接受了自己除外的存在，並讓胎兒在體內製造胎盤，透過血流獲得氧氣及營養。這個寬鬆的標準，也是懷孕本身相當神祕的一個部分。根據近期的一些報告指出，此反應似乎與來自受精卵本身的荷爾蒙及細胞激素有著極大相關，是這些物質抑制住子宮的排斥反應。

絨毛會開始分泌 hCG（人類絨毛膜促性腺激素；Human chorionic gonadotropin）這種相當重要的荷爾蒙，以維持懷孕。懷孕時，hCG便能持續利用黃體，分泌大量的黃體素。hCG會從尿液排出，因此只要試紙夠精準，大約在受精後2週（也就是月經預計來潮日）檢查判定是否懷孕。

而所謂的不孕症，便是前述的故事過程中，某個環節發生了問題。

第 3 章

不孕症檢查的最新動態

即便是已經相當普遍的不孕症檢查，到了最近卻發現不少檢查其實沒什麼意義。究竟需要哪些檢查，又為何要做這些檢查？建議各位掌握重點，才能讓檢查更有效率。

「不孕症」是指什麼？

本章將與各位談談不孕症治療。

不過在這之前，要先讓各位知道，目前的日本並不認為「不孕症」是種「疾病」，因此與一般所謂的疾病及所需治療差異甚大。

不孕症治療雖然要先從不孕症檢查開始，但不孕症檢查究竟是要檢查什麼？許多人都認為，不孕症檢查是「檢查是否為不孕症」，但其實這樣的說法並不正確。

從醫學角度來看，能決定是否為不孕症的基準只有「未懷孕的期間」。一旦在某段期間內處於未懷孕的狀態，即稱為「不孕症」，因此並不會去過問不孕的理由或檢查結果。

這裡所說的某段期間，是由各國的醫學會決定，因此每個國家的不孕症基準不盡相同。日本婦產科醫學會則是很長時間地將其定義為「2年」。然而，受到晚生趨勢的影響，國外早在許久之前便將未懷孕的期間改為「1年」，對此，日本也自2015年起變更為1年。決定期間長短的依據，是考量一般未避孕的夫妻在1年內懷孕的機率約為8成，2年內約為9成。因此若1年未懷孕，便會自動地聯想到不孕症，但其實不孕症這個名稱本身並不具任何特殊意義。

正如前述多次提到，女性的年齡會對是否容易懷孕帶來極大差異。若42歲結婚的人決定「觀察個2年，看看是否為不孕症」，2年過了卻沒懷孕，但這時年紀已邁入44歲，要透過體外受精的成功機率可說是微乎其微。

筆者河合在採訪過程中，甚至還遇過受訪者表示，「我原本是想早點求診的，但忍了2年才行動」。這是因為在不孕症的定義變更前，無論哪本書都寫道「夫妻在經過2年自然的性行為，仍無法成功懷孕者，即為不孕症」。於是患者們會擔心，如果還不到2年便前往求診，會被醫師責罵「明明就沒有不孕症，為何要來看診」，但其實各位並不會因為求診被醫生責罵。

當自己覺得「無法順利懷孕」「想儘

表 3-1　尋求不孕症諮詢的時間點

女方未滿34歲	若1年未能懷孕
女方超過35歲	若半年未能懷孕
女方為40多歲	想要孩子時
因某些理由無法性交	

早懷孕」時，隨時都能與醫師諮詢。沒有測量基礎體溫，或是仍在生理期都不影響看診。

話雖如此，大多數的人還是希望能有個判別依據，在此提供表3－1讓各位參考。其他醫師的見解或許會稍有差異，但相信基本上都可以表3－1為依據。日本的醫學會並無制定出相關的統一基準。

找出異常就能儘早懷孕？

那麼，不孕症檢查究竟是要調查什麼？

不孕症檢查是指透過當今的醫療水準，在可能的範圍內，確認身體中是否有阻礙懷孕的部分。被告知檢查結果沒有異常時，便會有人抱持著「太好了，我們很快就能懷孕」的想法，但其實這樣的解讀方式並不正確。

透過初步檢查，就能掌握問題的案例比預期來的少，大約只有半數。過去，我們經常會說「尚無法了解其機制」，但不知道其中機制的項目，是連檢查也無法進行。任誰都必須面對「年齡增長」的生理現象，往往被視為最根本的原因所在。因此，像這樣就算做了檢查，也找不出哪裡有問題的患者人數其實愈變愈多。

被告知檢查結果「無異常」的人，多半會採取名為「升階式（Step Up）」的方法，先從負擔較少的項目依序投入治療，相關內容將於之後詳述。剛開始會先進行幾次配合排卵與性交時間的「時機療法」。若無法懷孕，便會朝直接將精子置入子宮的「人工受精」邁進，或是施行「體外受精」，將精子撒在取出體外的卵子上。

大約一半的人能透過檢查找出問題所在，這時只要思考處理問題的對策，便能建立更符合夫妻雙方的治療計畫。

這也是為何我們還滿常聽到，就同年紀的人來說，找出異常的夫妻能更快地採取對策，及早懷孕。

然而，即便是治療，在不孕症治療中，卻很少有那種能完全解決根治問題的方法。最典型的情況，應該就屬精液檢查結果不佳吧。舉例來說，就算我們知道健康的精子數量比平常少，目前卻還沒有能夠去除部分精子，並讓健康精子增加的治療。當中雖然也是能透過手術處理像是會發生於男性生殖器的「精索靜脈曲張」，以改善精子狀態。但實際上，這類手術並不普遍，治療效果也不夠明朗。現在更沒有任何一種藥物，能有科學根據地證實可改善精液狀態。

不容易進行這類手術的理由中，除了考量手術效果不彰的人數外，專攻男性不孕症的醫師人力亦不足。然而，最大的癥結點還是在於希望懷孕的女性不斷邁入高齡。即便接受手術改善了精子的狀態，但若女性年紀過大，最終還是可能無法懷孕。

若是女性高齡，男性有精索靜脈曲張的情況，就算接受手術，不斷參與升階治療的同時，卵子的時鐘還是會繼續前進。這也是為何選擇顯微受精的案例增加，男性不孕症的治療件數卻未提升的緣故。

於是，在不孕症治療的世界中，便發展出就算精子不太會游泳，有時甚至無需游泳，就能與卵子相遇，並進入其中成功受精的治療法，那就是人工受精與體外受精。若精子數量極少，且活動情況不佳時，從首次治療便會採取直接將精子注入卵子內的「顯微受精」。

其實許多不孕症治療會選擇不去治本，有時則是想治也無法可治。雖然能夠懷孕，但避免去刻意改變不易懷孕狀態，算是較為特殊的治療法。因此便有人認為，「不孕症治療應該不能稱為治療」。

醫院或診所的婦產科醫師進行的不孕症治療便是這些內容，即使問題沒有解決，還是有機會能夠懷孕。另一方面，就算對造成不孕的原因置之不理，基本上也不會對患者本人的生活或健康造成危害。再者，現代造成不孕的主因是年齡增長，因此，接受不孕症治療的夫妻絕大部分都是健康之人，並無罹患疾病。

檢查的種類

這裡試著將一剛開始會進行的基本不孕症檢查有哪些內容彙整成表（下頁的表3－2）。女性的檢查項目多到可能會讓各位感到吃驚。但當中有許多是只能在月經週期各個階段所做的檢查，因此女性若要做完所有檢查，將需要為期1個月的時間，就診次數大約會是3～4次。

表 3-2 開始不孕症治療時會做的主要檢查

● 女性檢查項目

檢查類型		檢查時機	說明
問診		初診時	確認「停止避孕後經過多久的時間」等，過去的過程、治療經歷、病歷等有疑慮的部分。
內診		隨時	確認子宮等生殖器是否患疾。
超音波檢查		隨時	確認卵巢狀況、卵泡發育與子宮內膜狀態。
輸卵管攝影檢查		月經結束至 第10天期間	調查輸卵管有無阻塞。將顯影劑注入子宮內，透過超音波檢查與 X 光檢查做確認。選擇體外受精者無需進行此檢查，但所有的一般不孕症治療者皆須做輸卵管攝影檢查。
血液檢查	LH-RH測試 （GnRH負荷測試）	月經週期 第3天左右	不孕症最基本的檢查項目。確認來自腦垂體，能夠培育卵泡終至排卵的 FSH（卵泡刺激素）與 LH（黃體刺激素）分泌量是否正常。在正常的抽血後，於血中注射 GnRH（性釋素），於 30 分鐘後再次抽血。若第 1 次抽血時荷爾蒙不足，但注射 GnRH 後數值出現改善，就表示腦部的下視丘可能有問題。
血液檢查	PRL（泌乳素） 檢查	月經週期 第2～5天	確認名為泌乳素的荷爾蒙量。這是哺乳育兒所需的荷爾蒙之一，分泌過量會較難懷孕。
血液檢查	黃體酮 （P4）檢查	排卵 5～7天後	確認黃體素分泌量。黃體素分泌自已成為黃體的卵泡，是維持懷孕所需的荷爾蒙之一。
血液檢查	AMH檢測	隨時	推測卵巢內剩餘卵泡數的檢查。關係到進行體外受精時，能採集的卵子數。
血液檢查	抗核抗體檢查	隨時	調查對於異常受精核有無自我抗體。
血液檢查	抗磷脂抗體（CL-β2GP1抗體）檢查	隨時	診斷是否罹患容易造成流產的抗磷脂抗體症候群。
血液檢查	披衣菌抗原抗體 檢查	隨時	掌握輸卵管沾黏等，與披衣菌感染相關的病史及目前情況。
血液檢查	甲狀腺荷爾蒙 檢查	隨時	調查有無罹患格雷夫茲病、橋本氏甲狀腺炎等，與甲狀腺機能有關，同時也是不孕隱性因子的疾病。
血液檢查	精子制動抗體 檢查	隨時	調查有無會將精子視為異物的自我抗體。若檢查結果為陽性，那麼精子進入體內後就無法活動，會建議採取顯微受精。
血液檢查	血型檢查	隨時	找出可能會出現血型不合的 Rh 陰性懷孕者。
血液檢查	德國麻疹檢查	隨時	為了預防胎兒罹患先天性德國麻疹症候群，若無抗體就須事先施打疫苗。

超音波檢查能掌握的問題

接下來，就讓我們針對每項檢查，以及能夠掌握的問題做解說。

超音波檢查

超音波檢查能夠掌握許多事。首先，超音波檢查基本上能夠確認子宮與卵巢有無疾病，達到基本的婦科檢驗。

檢查的自費金額會依有無健保給付及機構不同，但1次的費用大約是1500～6000日圓。

●男性檢查項目

檢查類型		檢查時機	說明
問診		初診時	確認「停止避孕後經過多久的時間」等，過去的過程、治療經歷、病歷等有疑慮的部分。儘量與女性伴侶一同求診，讓男性也能與醫師有對話溝通。
精液檢查		隨時	禁慾 2～3 天，於家中或治療機構採集精液做檢查。以顯微鏡觀察精子的游動情況，確認活動力、數量及形狀。然而，精子數量會因日期出現極大差異。
血液檢查	荷爾蒙檢查	隨時	調查與精子製造功能相關的荷爾蒙（FSH、LH、睪丸酮）分泌量。
血液檢查	血型檢查	隨時（僅限須檢查者）	若女性伴侶的血型是可能產生血型不合的 Rh 陰性，那麼男性也需要檢查。

其他還需要進行傳染病等檢查，檢查項目依機構而異。女性在治療時會反覆地進行超音波及荷爾蒙檢查。

〔子宮肌瘤〕

子宮問題中最常見的，就屬良性腫瘤的「子宮肌瘤」。據說有2成至4成的生育年齡女性患有子宮肌瘤，年紀已邁入高齡懷孕的患者更是為數眾多，因此能否歸類為疾病仍有待商榷。有時雖然能從經血過量察覺患有子宮肌瘤，但一般而言，大多數的患者並無症狀，且都是透過超音波檢查才得知情況。

就算有肌瘤還是能正常懷孕的人相當多。針對這些患者，淺田建議先進行其他的不孕症治療。然而，肌瘤的位置與大小可能會影響受精卵著床。經判斷後，若認為發生這類情況的可能性較高時，就須評估是否接受取出肌瘤的手術。

最近除了手術，還有阻斷血流，使肌瘤變小的「子宮動脈栓塞術」等方法，但此方法可能會對懷孕後的子宮血流與卵巢血流帶來負面影響，實在較難推薦給計劃要懷孕、甚至是尚無懷孕計畫的女性。

〔子宮內膜異位症〕

能從超音波檢查發現的子宮疾病中，次多的則是子宮內膜異位症。子宮內膜異位症，是與懷孕難易度有更相關性的婦科疾病。然而，透過超音波卻只能觀察到子宮內膜異位症所形成的巧克力囊腫（卵巢內堆積著如巧克力般的內膜），或是子宮內膜跑到子宮肌層的子宮肌腺症，因此無法診斷出初期的子宮內膜異位症。

原本只會長在子宮內側基底層的子宮內膜，生長於子宮以外的地方，並隨著月經週期反覆增生、剝落的情況，即稱為子宮內膜異位症。自發症狀為嚴重經痛。

從不孕症治療專科醫師的角度來看，子宮內膜異位症會因腹腔內的發炎與沾黏，導致輸卵管運作變差，是相當容易引起卵子「取卵障礙（在輸卵管內擷取排出卵子的機制出現問題）」的疾病。由於體外受精對於取卵障礙相當有效，建議可接受治療，才能及早懷孕。

前述提到以前的女性懷孕時，不少人的子宮內膜異位症能隨懷孕大幅改善（參照P23），因此第2胎自然懷孕的可能性頗高。

當症狀變嚴重時，雖然可以選擇手術，但若以手術取出卵巢的巧克力囊腫，將可能使原始卵泡的數量大幅減少，因此並不推薦想懷孕者接受此手術。目前並無治療子宮內膜異位症能夠提高受孕率的依據。

【多囊性卵巢症候群（PCOS）】

超音波檢查能夠確認卵泡的大小。正值生殖年齡的女性只要卵子個數充足，基本上就能看見數個卵泡，並測量卵泡的直徑。排卵後，則能觀察到破裂損毀的卵泡。不孕症治療時，會經常性檢查卵泡狀況。

6～8％的受檢者會發現患有「多囊性卵巢症候群（PCOS：Polycystic ovary syndrome）」（圖3－1）。若罹患PCOS，可在卵巢中看見排列著許多小卵泡，就像是圓球組成的項鍊。這是因為卵泡無法長至能排卵的大小，因此在卵巢中堆積了相當的數量。

PCOS也較容易出現月經不順、無月經症、下體異常出血、多毛、冒痘痘、不孕等症狀。

若確診為PCOS，可透過藥物調節荷爾蒙以促進排卵。患有PCOS的女性若不正視此病，雖然會較難懷孕，但其實患者的卵巢本身卻存在卵子數量較多的特徵。PCOS患者的卵巢就像是對負責

圖3-1 多囊性卵巢症候群的超音波影像

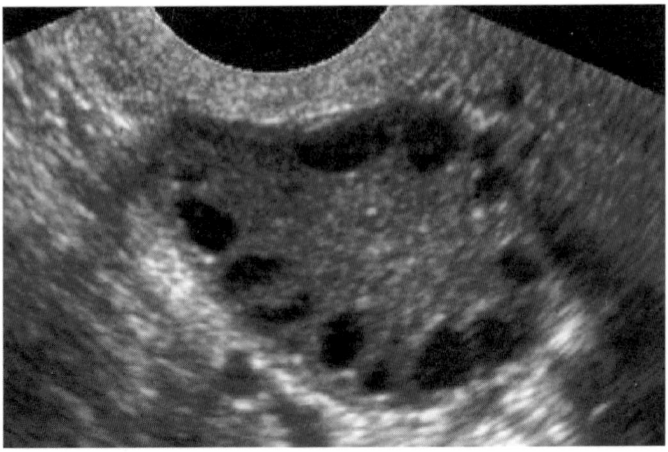

在卵巢內如黑球般連在一起的物體，就是無法長大排出的堆積卵泡。

培育卵泡的荷爾蒙下達了「招集10人」的命令後，卻來了30人，讓情況變得難以收拾。

不過，對於卵子數逐漸減少的高齡懷孕治療而言，這類體質的人反而相對有利。PCOS患者即便邁入40多歲，還是能採集相當數量的卵子，就高齡患者來說，相對能夠期待體外受精的治療效果。

輸卵管攝影檢查

輸卵管攝影檢查是確認輸卵管是否暢通無阻的檢查，一般而言會是X光攝影，但其實也可透過超音波檢查。

將顯影劑注入子宮腔內，再利用X光或超音波觀察輸卵管。若輸卵管無阻塞，那麼顯影劑會從輸卵管前端流出，一旦有阻塞，顯影劑便無法流出。若是以超音波進行輸卵管攝影檢查，醫師的技術需要相當熟練，對患者而言，超音波檢查的疼痛程度則會輕於X光檢查。

檢查費用約為5000～1萬5000日圓。

輸卵管檢查最常被探討的，就是有些人做了會非常痛，但其實每間機構的差異甚大。部分機構會以避免強力施壓、盡可能地只做超音波檢查等方式，想辦法減輕痛楚，因此幾乎沒有人會反應非常疼痛的情況。

對於許多人是因為檢查疼痛不適而放棄治療，或聽聞檢查很可怕而感到恐懼，導致無法開始治療的情況，筆者感到相當遺憾。雖然輸卵管阻塞的人並不多，但輸卵管攝影是項非常重要、絕對不可缺少的檢查。此外，若阻塞程度輕微，有時注入顯影劑後，甚至就能疏通輸卵管，因此檢查後的數個月會較容易懷孕，可說一舉兩得。

一般認為輸卵管會阻塞，是因為骨盆內發炎導致沾黏。發炎的主要原因，則是披衣菌感染或子宮內膜異位症。

輸卵管阻塞時，雖然能接受「輸卵管鏡下形成術」疏通輸卵管，以達自然懷孕的目的，但此手術並非每個醫療院所都有提供。再者，很多情況是因為發炎導致輸卵管內的纖毛受損，即便勉強疏通輸卵管，也無法恢復運送受精卵的功能，治療效果相當有限。由於高齡懷孕的情況增加，沒有多餘時間進行手術或嘗試自然懷孕的人隨之變多，因此患者一般會直接選擇不用讓受精卵或精子通過輸卵管，便能懷孕的體外受精與顯微受精。

血液檢查能掌握的情況

在月經週期中，於卵泡期、排卵前後、黃體期等各個不同階段抽血，調查血液中的荷爾蒙含量，是不孕症所需的血液檢查。

費用會依檢查項目數不同，全檢大約需要2～3萬日圓。接著就來舉出幾個主要項目。

LH-RH測試（月經週期第3天前後的FSH、LH值）

月經週期中的荷爾蒙量雖然會出現明顯起伏，但週期第3天的數值在不孕症治療中又稱為「基礎值」，可說相當重要。在這天注射GnRH（性釋素），並採集注射前後的血液，確認培育卵泡的腦垂體荷爾蒙，FSH（卵泡刺激素）及LH（黃體刺激素）的分泌量是否正常，以及對於GnRH的反應。

若FSH與LH的基礎值（注射GnRH前的數值）皆未達10mIU／ml，基本上只要不是極低的數值，就無需過度擔心。

荷爾蒙量較少時，便可用此測試判定原因是在下視丘或腦垂體。舉例來說，若ＦＳＨ與ＬＨ的數值皆很低，但注射ＧｎＲＨ後便能上升，即代表ＧｎＲＨ不足，那麼問題就會是在分泌ＧｎＲＨ的下視丘。

當分泌量較少時，會導致荷爾蒙不足，卵泡也就無法成長。若是分泌ＦＳＨ與ＬＨ的腦垂體、負責發號施令的下視丘出現某些問題，或是因為不當減肥導致無月經，皆無法達到足夠的分泌量。

此外，分泌量過多同樣是不易懷孕的徵兆。這就像是荷爾蒙不斷地說「繼續長大！繼續長大！」但由於卵泡的反應變差，因此卵子無法回應荷爾蒙的期待。

黃體酮（Ｐ４）（黃體期中期的黃體素值）

黃體酮（Ｐ４）能將增生期的子宮內膜轉為分泌期內膜，為著床做準備，著床後則能維持懷孕，是有相當功能性的荷爾蒙。其分泌量須超過15ng／ml。

雖然有種名為「黃體功能不全」的疾病，但其實並沒有人真的存在這樣的異常，因此，各位只要想成是確認週期中卵泡是否正常成長，以及是否順利排卵的檢查即可。排卵順利時，排卵後的卵泡會確實地轉變為黃體，並製造大量黃體素；萬一排卵不順，便無法分泌足夠的黃體素。超音波檢查其實就能夠觀察到損壞的卵泡，藉此確認是否有排卵，檢查荷爾蒙則是用來做雙重確認。

TSH（甲狀腺刺激素）

頸部「喉結」的下方，有會分泌甲狀腺刺激素的甲狀腺。若甲狀腺罹病，就會對懷孕造成影響。

甲狀腺功能低下症，是過去未被發現，但近期開始受到矚目的不孕原因。甲狀腺刺激素是與細胞代謝相關的荷爾蒙，無論是受精卵發育時期或是懷孕期間，都必須分泌足夠的甲狀腺刺激素。

PRL（泌乳素）

泌乳素，是由位於腦垂體的泌乳素細胞所分泌的激素。在懷孕與哺乳期間的數值基本上都會相當高，能促進母乳分泌。

然而，在未懷孕的情況下，若泌乳素的數值過高，就表示出現了「高泌乳素血症」，會妨礙排卵。此外，數值處於較高的狀態亦被認為是腦瘤或腦垂體疾病的徵兆，因此，在確認有無上述疾病的同時，還須投用降低泌乳素的藥物。只要月經正常，泌乳素其實並不會對懷孕造成影響，分泌量則須低於30～40 ng／ml。

抗精蟲抗體

「抗精蟲抗體」會將精子視為異物並加以攻擊。抗精蟲抗體的類型很多，其中最重要的是會讓精子在子宮頸無法活動的「制動抗體」。若女性體內帶有此抗體，就會使精子無法活動，當然就進不了子宮。

抗精蟲抗體呈陽性時，基本上就會進行顯微受精。這是因為若是一般的體外受精，卵子周圍的卵丘細胞（顆粒性細胞）團還是會存在大量的抗精蟲抗體，便可能導致不易受精。顯微受精則是會篩除所有顆粒性細胞後再行受精，因此精子本身並不需要活動。

即便都是抗精蟲抗體，抗體的強度還是各有差異，因此仍需依實際的抗體效價（顯示抗體反應強度的指標），來判斷該如何因應。

調查「卵子庫存」的檢查

AMH檢測

AMH檢測是測量AMH（Anti-Mullerian Hormone，亦稱為抗穆氏管激素）荷爾蒙量的血液檢查。不適用健保給付，費用約為4000～8000日圓。

此檢查又被稱為「能知道卵巢年齡的檢查」，但這是因為檢查結果的報告形式所致，其實並非相當適切的敘述方式。

AMH檢測是極為重要的項目，卻也非常容易造成誤解，因此要稍微詳加說明。一般都知道，AMH是讓男生在胎兒期生成男性生殖器的荷爾蒙，女胎兒則是會在生殖器充分長成後，於懷孕後期開始分泌。

女性負責分泌AMH的，是出現在初期發育階段，空腔前卵泡的顆粒性細胞，與卵泡從原始卵泡發育成初級卵泡的過程有所相關。AMH就好像會踩煞車的調節閥一樣，能避免成熟的速度過快。

當卵泡不斷發育，終於長到9～10mm的大小後，AMH就會停止分泌。

其實從以前就一直都有測量血液中AMH的技術，但是到了最近，才開始將AMH視為關注卵泡數的指標。淺田自2008年起開始測量患者的AMH，當時，此話題還經常出現在人工生殖技術的國際會議上。那個時候認為，只要女性的AMH夠多，卵巢內應該就會有大量卵子甦醒。這也表示女性還擁有相當多的卵子，懷孕力當然也不會太差。

但繼續研究後發現，AMH檢測與受孕率並無相關性。比起卵子數量，受孕率最終仍取決於卵子品質。因此只要能與優質卵子相遇，即便AMH檢測的數值不高，還是能夠懷孕。目前也有相當多AMH檢測值相當低、甚至掛零的患者順利懷孕的案例。

話雖如此，AMH檢測被認為還是能夠推測卵巢內的卵泡數量。AMH檢測數值高的人若能在進行體外受精時，透過排卵誘發劑取卵，那麼將能採集大量卵子。兩者間的相關性已被證實。

在不孕症治療診所，若當天的預定取卵者名單中，有人的AMH檢測值特別高，那麼該名患者可能有辦法採集到20、甚至30個卵子，為讓採集的所有卵子都能適當管理保存，當然就需要相當的準備。

反觀，若是AMH檢測值較低的人，能採集到的卵子可能是數個，有時甚至只有1～

2個。

只要能採集到大量卵子，當中帶有能育成胎兒的卵子機率就會增加。以體外受精而言，取卵數與受孕率是存在著正相關。

因此，AMH檢測也能說是「可預測體外受精有效性的檢查」。若是「未來有考慮要體外受精」的人，只要發現自己的AMH檢測值較低，其實就可以儘早接受

圖 3-2　AMH 值的個人差異甚大

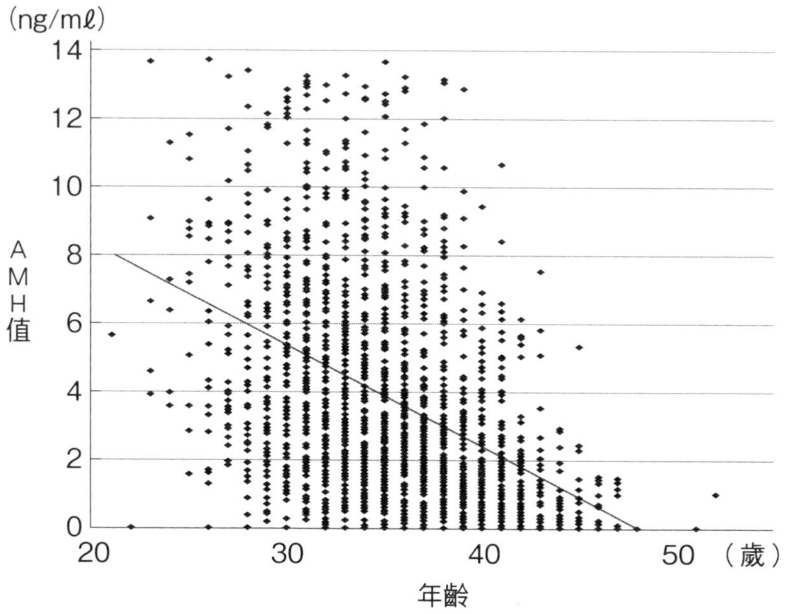

不同年齡層的AMH檢測結果。40歲之後，檢查值變低的人數雖然增加，但數值高低和年齡並沒有顯著相關，個人差異反而更為明顯。

根據淺田女性診所在2015～2016年接受檢查的2077位患者資料製成

治療。

針對大量患者進行ＡＭＨ檢測並施行體外受精的累積經驗，淺田認為ＡＭＨ值只要低於１ng／ml，卵泡就不易成長，標準值大約是2～3ng／ml。

此外，ＡＭＨ檢測會明顯看出卵巢的「個人差異」。一般而言，開始體外受精的時機點往往取決於年齡，但接受ＡＭＨ檢測後，就會發現也是有不少雖然年輕、ＡＭＨ值卻很低的患者，因此，體外受精真正要考量的，可不單只有年齡。

前頁的圖３－２是淺田診所針對接受檢查的女性，依年齡所彙整出的ＡＭＨ值結果。由於分布差異實在太大，因此無法視為常態分布。進入40歲後，雖然ＡＭＨ值較低的人數明顯增加，但若以年齡來看，必須面臨抉擇的其實是分布於30歲的患者。

此外，僅20多歲、ＡＭＨ值卻相當低的患者也令人印象深刻。年齡是影響能否懷孕的最大因子，若ＡＭＨ檢測值相當，那麼20多歲的人絕對會比高齡女性更容易受孕。然而，若ＡＭＨ值較低者不儘快懷孕，卵子會逐漸減少，勢必就會變得更難懷孕。

邁入30歲就該做AMH檢測？

當卵子量少，可能會出現30多歲，甚至20多歲就停經的情況。我們將其稱為「早發性停經（早發性卵巢功能不全）」。目前尚未得知生成機制，但基於某種理由，使得有些人天生就不太有辦法製造卵子。或是明明就製造出卵子，卻不知為何卵子的減量速度非常快。

有上述情況者，若繼續抱著好整以暇的態度，認為「要等到35歲過後才是高齡產婦」的一般認知，那可是會相當嚴重。這類女性大約占整體的1%左右，有時雖然會出現月經不順的情況，但絕大多數的人是沒有任何的自覺症狀。

因此淺田認為，「女性邁入30歲後，無論是誰都必須接受AMH檢測。」若要提升女性們的受孕率，就應該像癌症篩檢及預防接種一樣，加強AMH檢測。

然而，當中還是存在難題。河合便不禁思考，若檢查後發現AMH值很低，但對於尚無結婚對象的女性而言，又該如何是好？卵泡與血壓不同，減少情況是不可逆的，因此，即便測量過後，當事人也無法做任何努力來改善結果。每個月形成的卵泡數會有些許變化，雖然使得檢查數值會稍微起伏，但基本上並沒有能讓AMH檢測值上升，或是維持別再下降的方法。

若尚無結婚打算的未婚女性做了ＡＭＨ檢測後，發現ＡＭＨ檢測值很低，未來遇到想結婚的男性時，可能就會面臨要不要告知對方自己的ＡＭＨ檢測值很低的情況，若要告知，又會有該在哪個時間點表明的煩惱。想像了可能會遇到的情況後，河合建議，未婚者應謹慎思考是否要接受ＡＭＨ檢測。

這也使得加強ＡＭＨ檢測一事出現意見紛歧，但最終只能由每位女性自行判斷。

然而，若已有結婚對象，但正猶豫是否要過段時間再生小孩的話，建議還是先接受ＡＭＨ檢測，確認卵子數是否足夠。光以年齡來說，是無法知道自己還能不能再多猶豫一下。

在現今ＡＭＨ檢測問世後的體外受精醫療現場，「才剛〇〇歲而已，所以沒關係」的想法其實已經出現變化。目前已會將年齡與ＡＭＨ檢測值做搭配，來評估是否能夠懷孕。

對於開始不孕症治療的人而言，ＡＭＨ檢測的優點其實相當明瞭。若要確認是否患有前面介紹過的多囊性卵巢症候群（ＰＣＯＳ），那麼，ＡＭＨ檢測可是極為重要。ＰＣＯＳ是卵泡量過多的疾病，病患的ＡＭＨ值會非常高（大多會超過4 ng／ml），因此能立刻確認有無罹病。即便邁入40歲，ＡＭＨ檢測值仍很高的人，就表示患有多囊性卵巢症候群。

多囊性卵巢症候群患者若使用強效的排卵誘發劑，將很有可能引起「卵巢過度刺激症候群（ＯＨＳＳ）」（參照Ｐ135），因此透過ＡＭＨ檢測發現罹患ＰＣＯＳ時，便能確保治療時的安全性。

年紀較大的人雖然不太需要擔心上述情況，但若是ＡＭＨ檢測值很高的年輕人，那麼出現強烈副作用的可能性就會明顯增加。排卵誘發劑的副作用中，從以前便令人相當畏懼的，就是會讓卵泡過度生長的卵巢過度刺激症候群。然而，只要透過ＡＭＨ檢測找出多囊性卵巢症候群患者，避免採取卵巢刺激法（參照Ｐ130），當然就不會出現重症情況。

此部分會於後續詳加說明。其實目前的排卵誘發劑中，名為「GnRH Antagonist（促性腺激素釋放荷爾蒙拮抗劑）」的新藥已經相當普及（參照Ｐ162）。在ＡＭＨ檢測與 GnRH Antagonist 問世後，已明顯改變罹患卵巢過度刺激症候群的情況。

測量基礎體溫並非絕對必要

在不孕症治療的世界裡，新技術會不斷登場，基本檢查的內容當然就會隨之改變。我們就以前面提過的測量基礎體溫為例。基礎體溫是指人在平穩狀態時的體溫，會於早上起床前測量。每天記錄基礎體溫，原則上就能看出，女性在邁向排卵的月經週期前半階段會處於低溫期，排卵後的後半階段則為高溫期。

最先提倡基礎體溫變化與月經週期相關性的，是生於明治時代的婦產科醫師─荻野久作（1882～1975年）。荻野醫師的排卵研究不僅引領世界，更深入探討懷孕機制，是相當跨時代的研究。

然而，目前各種診斷技術皆已相當發達。只要測量血中的荷爾蒙量，透過超音波檢查確認卵泡的情況，其實醫生都能立刻掌握對象女性的月經週期大約來到第幾天，以及是否有確實排卵。

對此，若是想充分掌握自己身體狀態的人，再測量基礎體溫即可。對於現代的不孕症治療醫師而言，基礎體溫其實已經不再是必要資訊。在國外的人工生殖技術醫療相關學會上，大概已經20年不曾聽過基礎體溫（Basal Body Temperature：BBT）一詞了。

其實若將基礎體溫做成圖表，會發現只要是正常狀態，圖中就會出現低溫期與高溫期，但說真的很難跟教科書裡的圖形一模一樣。即便圖形不一，卻也不太會對懷孕造成阻礙。

反觀，明明是很漂亮的圖形，卻會出現實際上並無排卵的情況。即便釋放出LH（黃體刺激素），卵泡卻未破裂，並在當中形成黃體，這時會稱此現象為「黃體化未破裂卵泡症候群（Luteinized Unruptured Follicle：LUF）。

目前並不知道為何卵泡未破裂。這時會形成黃體，並分泌出使基礎體溫上升的黃體素。由於從圖形來看會確實進入高溫期，當然就會讓本人誤以為「排卵了」。

然而，醫師做了超音波檢查後，就會發現卵泡並沒有破裂且不斷變大，繼續存在卵巢中。這些卵泡基本上會在月經時萎縮，但當中卻也有會繼續留到下次週期的「殘留卵泡」，甚至會對週期治療帶來障礙。因此，若發現殘留卵泡遲遲無法消失，有些醫師就會選擇利用穿刺處置，使卵泡消失。

LUF其實相當常見，無論是誰，隨時都有可能出現此現象。

無論是網路或許多書籍，都有提到測量基礎體溫是「掌握有無排卵的方法」，但從人工生殖技術的現場來看，卻是大相逕庭。

「體溫驟降的日期就可能是排卵日」「降幅明顯的月份較容易懷孕」等說法極多，但這些內容皆毫無根據。體溫下降日與排卵日可能會出現幾天的落差，從基礎體溫也無法得知排出的是不是容易受孕的卵子。對這些枝微末節的事情若抱持太強烈的得失心，或是一心想著絕對不能錯過最重要的日子，反而會造成壓力，對精神層面帶來相當的負擔。

對於有在求診的患者而言，測量基礎體溫似乎弊大於利。認真說來，基礎體溫不過是用來掌握黃體素所帶來的些微體溫溫差，日常活動反而會對體溫帶來較大的變化。即便躺在床上測量，只要稍微動到身體，就會出現非常細微的改變。半夜去洗手間、吹冷氣、睡覺時鼻塞用嘴巴呼吸都有可能對基礎體溫造成影響。

不同日期的精子數可能出現高達10倍之差

男性的基本檢查只有精液檢查1個項目，或是追加調查「睪丸酮」的血液檢查，內容相當簡單。

後續還會提到由專科醫師進行的睪丸超音波檢查與觸診等，但這些是要等到精液檢查的結果不盡人意時，才會做的項目。

精液檢查需在家中或診所，以自慰方式將採集的精子放入專用容器並提交。有些專門診所考量病患隱私，還會設有採集精液的專用包廂。

胚胎學家會將精液放入底部有0．1mm分隔線的容器，並以顯微鏡觀察在裡頭活動的精子（圖3－3）。精子非常小只有0．05mm，完全無法用肉眼看見。

顯微鏡下看見的精子雖然在游泳，但

圖3-3 在顯微鏡下觀察到的精子

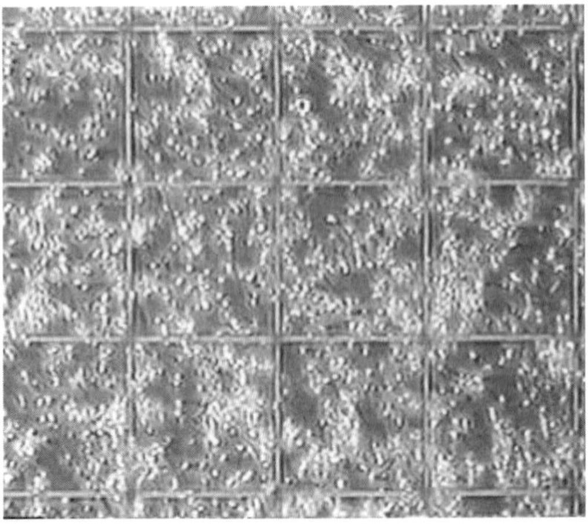

分隔線大小為0.1mm。能透過顯微鏡看見0.05mm大的精子正在活動。

其實裡頭有各式各樣的精子。有的精子完全不動，有的則是形狀很有特色。在自然界裡，精子像這樣有著各種形態才是應有的健康狀態。

不過，只要活動力佳的精子數愈多，讓女性受孕的能力就愈強，因此胚胎學家會計算出比例。一般而言，不斷前進且移動快速的精子最容易成功受孕。

話雖如此，精液檢查是很難從結果做出判定的檢查。那是因為即使是同一人，不同日期的檢查結果也會有很大差異。圖3－4雖然是針對同一

圖 3-4　即使是同一人，精子量也會隨不同日期出現如此顯著的變動

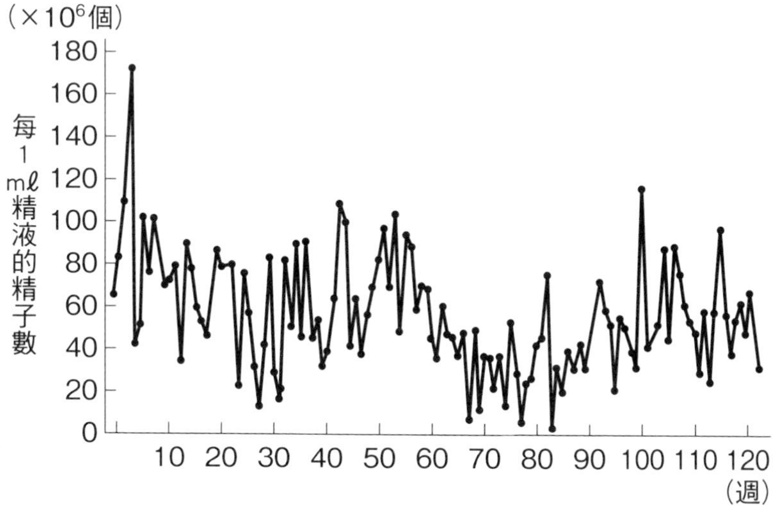

由此可知，當天的身體狀況等因素，都會對精液中的精子量造成顯著變動。

WHO manual 2010年調查資料。參考資料：「産婦人科臨床懇話会セミナー『不妊治療2014』」

人所做的精液調查結果，看了之後就會發現，即便是同一位男性，數值竟然可以差到一個位數。精液檢查必須進行數次，才能做出正確的判斷，因此最少也要檢測2次。

世界衛生組織（WHO）在2010年提出的基準值如下：

精液量　1．5ml以上　pH7．2以上
精子濃度　1ml精液中含有1500萬個
精子總數　3900萬個以上
精子活動力　40％以上
正常形態精子　4％以上

當數值低於這些基準，就會被診斷為精子濃度過低的「精子稀少症（Oligospermia）」、前進精子較少的「弱精症（Asthenozoospermia）」等。「無精子症（Azoospermia）」則是指精液中完全不存在精子。

然而，即便男性實際的檢測值皆高出基準，還是有不少診所會提出人工受精等治療男性不孕症的有效手段。

基準值與正常值的含意不同。基準值是指以統計學方式分析能讓女性受孕的男性檢查結果，其中97．5%的男性皆落在此範圍的意思。但這並不代表「有在此範圍內就能放心」，也無法做為臨床上的標準。

對此，醫師們也會依各自的經驗來決定基準。淺田也大致訂出了參考基準。若活動精蟲濃度（1ml精液中的活動精蟲數）低於3000萬／ml就要考慮人工受精，低於1000萬／ml則是體外受精，低於100萬／ml的話，就要評估顯微受精。

這如前方所述，治療男性不孕症時，大多會變成人工受精、顯微受精等對女性的治療。若能有更多增加精子數的治療當然很好，但目前對女性的治療技術較為進步，也使得當今的不孕症治療呈現如此形態。

觀察精子狀態的檢查項目中，還有一項叫作「性交後試驗（Huhner test）」。此檢查是在推算的排卵日或即將排卵前性交，接著，女性於3～5小時後前往就診，調查存在於子宮頸與陰道內的精子及其活動力。「即便精液檢查結果良好，但女性帶有抗精蟲抗體的話，就會造成負面影響」，因此，長久以來一直都存在這項檢查項目。

然而，正如同前方所述，目前已能透過抽血檢查，正確掌握女性體內有無抗精蟲抗體。反觀，性交後試驗這種為了檢查的性交不僅會對精神層面帶來負擔，使結果不正確，還會深受當天女性子宮頸黏液的狀態影響，有損可靠度。

話雖如此，日本的健保制度對新技術的引進相當嚴苛，對既有的檢查項目極為寬鬆，因此存在已久的性交後試驗屬健保給付項目，與抽血抗體檢查相比，對於患者的經濟負擔也會減少許多。正因有這樣的背景，使得性交後試驗目前仍相當普遍。

治療男性不孕要前往有泌尿專科醫師的機構

處理男性不孕症時，絕大多數都會變成治療女性，但針對部分情況，治療男性其實仍頗有成效。

當精液檢查結果不盡人意時，建議男性要接受觸診（確認睪丸大小、軟硬、有無腫瘤）、超音波檢查（調查睪丸與精子輸出管路等情況）、荷爾蒙檢查（血液檢查）等精密檢查。然而，無精子症屬於專攻人工生殖技術的泌尿科範疇，因此求診的機構若無這類醫師，就必須請求協助介紹其他醫療院所。

話雖如此，河合在各個醫療院所與經歷不孕症治療的患者對談後，發現婦產科醫師很少會表示「不妨去給專攻男性不孕症的醫師看看」。對此，建議患者本身要知道有這類專業範疇，做為自己的基本知識。

基本上婦產科醫師所學的，就是如何檢查、治療女性，我們也認為這非常理所當然。其實專治男性不孕症的醫師相當稀少，因此在診所很少會有專科醫師。主打不孕症治療的診所多半會以1週固定幾天的方式，請兼任醫師開門診，這時建議夫妻雙方一同前往求診。

治療方法中，還包含一種有機會自然受孕、治療「精索靜脈曲張」的手術。精索靜脈曲張是出現於睪丸的靜脈曲張，會使睪丸出現血液逆流，腹腔內的溫熱血液則被認為有損不耐高溫的精子。由於精子喜歡比體溫更低的環境，因此睪丸才會位於體外。

精索靜脈曲張與其他部位的靜脈曲張（靜脈瘤）一樣，都會慢慢地變大，好發於年紀較大的男性，是相當容易出現在晚生夫妻與第2胎不孕（順利懷上第1胎的夫妻卻在想懷第2胎時，遇到無法受孕的情況／參照P138）男性身上的棘手問題。懷疑精索靜脈曲張阻礙受孕時，其實可以透過手術治療。但此手術的效果有限，部分醫師的術後精子狀態改善率可達7成，但部分報告提到的改善率卻只有5成。

男性不孕症專科醫師也會進行無精子症的手術。無精子症分為2種類型，一種是精子輸出管路阻塞的「阻塞型」，以及輸出管路雖然暢通，製造精子能力卻有問題的「非阻塞型」。針對「阻塞型」無精子症，可選擇接通精子輸出管路的「重建手術」。

針對較難製造出精子的無精子症，或是檢查所採集的精液中沒有精子，則可直接在睪丸中尋找精子的蹤跡。這種從睪丸取細精管，透過顯微鏡尋找精子的手術又稱為「Micro-TESE」或「MD-TESE」（顯微睪丸取精術）。

胚胎學家會在手術室接收取下的細精管，並立刻以顯微鏡觀察，尋找裡頭有無精子。由於顯微受精只需使用1個精子，因此即便數量稀少，只要能發現精子，都還是有機會懷孕。

取精的方式還包含有「TESE（睪丸取精術）」。此外，亦有從副睪而非睪丸採集精子的方法，稱為「MESA（副睪取精術）」。

男性不孕症包含了ED（勃起功能障礙），因此婦產科也會提供威而鋼（Viagra）等治療用藥。

原因在於男性的不孕約占半數

在經過一連串的檢查後，大約半數的夫妻就能發現問題所在，接著可以評估問題，並開始治療計畫。基本檢查對於計畫安排相當重要，若有未做的檢查項目，將可能把貴重的金錢與時間浪費在無效的治療上。

男性接受檢查同樣重要。下述雖然是WHO於1978年提出的老舊數據，卻可看出檢查所掌握的問題中，夫妻的分別比例。

原因在於男性　24％
原因在於夫妻雙方　24％
原因在於女性　41％
不明　11％

上述是患者年齡大約落在20多歲時的數據，與現行狀況雖然落差甚大，但當時發現原因在於男性的比例占整體24％，夫妻雙方皆有問題亦是24％。將2個數字加總後，便可得知原因在於男性的不孕症占比已接近半數。

自古以來，女性就一直被強烈抨擊是造成不孕的問題所在。萬一生不出小孩，甚至還可能被夫家掃地出門。事到如今才知道，原來有近半的不孕問題出在男性身上。因此在不孕症治療中，男性也必須前往治療機構。

然而，當夫妻雙方做完檢查，似乎不能以站在「男方有問題，還是女方有問題」的角度來評判結果。精子數量較少確實會侷限住治療計畫，但在淺田實際經手眾多的治療後，便深刻地感受到，無論是卵子與精子會以怎樣的形式相會，是否能順利產下胎兒，基本上還是取決於卵子本身的ＤＮＡ以及精子帶入的ＤＮＡ。現在的技術已經能在體外製造受精卵，因此，不孕症治療的過程中，應該就只會剩下受精卵能否順利成長的問題了。

再者，生命誕生的過程極為複雜，當中還有許多人類尚未解開、目前的檢查也還無法掌握的不孕理由。因此，若真要說究竟是哪方的問題，也只能針對目前已了解的部分去判定。

不孕症治療Ｑ＆Ａ

Ｑ 哪裡能接受不孕症治療？是否與婚前檢查不同？

不孕症治療的技術日新月異，建議各位從開始檢查時，就挑選專攻不孕症治療的診所或門診。不孕症的檢查並沒有由國家或醫學會制定的說明指南，因此內容會依機構有所差異。

「婚前檢查」的套裝組合也沒有統一的內容，因此會針對醫療院所列出的項目做檢測。當中究竟有幾項與不孕症檢查相關的項目，也會隨醫院而不同。淺田的診所專攻婦科疾病與傳染病。若想知道能懷孕的機率，建議前往專門醫療院所接受不孕症的基本檢查。然而，就算做了檢查，當中有一半的項目結果都會是「正常」，因此請各位務必理解，要透過檢查判斷不孕的原因可說頗為困難。

各位甚至可以拋棄「檢查不孕症」這樣的概念。若沒有想要懷孕，當然就不會知道是否難以受孕。若檢查後被告知「一切正常」，就開始自我感覺良好，那可要相當小心。做了類似婚前檢查的套裝項目且結果正常的人，並不代表沒有不孕的困擾。

Q 未婚也可以接受ＡＭＨ檢測嗎？

ＡＭＨ算是較新的檢測項目，能提供檢測的醫療院所雖然有限，但還是有不需具備婚姻狀態便能受檢的機構，各位可自行上網查詢。然而，有時患者會遇到結果說明不足的情況，因此檢查前務必詳閱本書關於ＡＭＨ檢測的內容（參照Ｐ91～）。

Q 轉院的話會需要重做所有檢查嗎？能否避免重做相同的檢查項目？

機構不同，做法也會有差異，因此建議盡可能地將之前做過的檢查結果，讓新醫院的醫師看過。當醫師在診察初診病患時，病患本身的病歷、治療經歷都是相當重要的資訊。

機構不同，進行的檢查項目也會不同，有時甚至需要追加項目，但基本上都會儘量運用既有的檢查結果。相信大多數的人都不想再做輸卵管攝影這類會讓人緊張的檢查。然而，針對情況較會起變化的項目，有時還是必須參考新的檢查結果。

轉院並非壞事。若求診一陣子還是無法懷孕，就表示該機構不適合自己，這時就該轉院。一直在同間醫院做相同的治療也於事無補。

Q 血液檢查當天可以和平常一樣吃早餐嗎？剛開始求診時該注意哪些事情？

若是要確認血糖與中性脂肪的健康檢查，飲食就會影響檢查結果，但不孕症檢查要看的荷爾蒙不受飲食影響。對於初診患者而言，其實很難做好心理準備，因此不用太過注意細節。總之，希望各位有空的時候前往看診，無論遇到什麼情況，都還是有能做的檢查。部分檢查還有健保給付，注意別忘了攜帶健保卡。

第 4 章

一般不孕症治療與卵巢刺激法

時機療法與人工受精又合稱為「一般不孕症治療」。在評估年齡與檢查結果後，又該如何朝下一階段邁進？
本章亦會說明不孕症治療中相當重要的排卵誘發治療。

何時較容易受孕？——時機療法

一般的不孕症治療會是指「時機療法」與「人工受精」。當基本的不孕症檢查找不出異常時，還是有機會輕鬆懷孕，因此，一般會從最簡單的時機療法開始，若是無法懷孕，才會「升階」至人工受精、體外受精，這也是不孕症治療的原則。

但以目前的情況而言，考量年紀較大，於是省略此過程，直接進行體外受精的患者數不斷增加，這也意味著很多患者已經沒有籌碼。對於高齡懷孕患者較多的機構而言，其實很少人是以時機療法成功受孕。淺田的診所也有許多高齡患者，其中以時機療法順利受孕的人數僅占整體2％。

然而，與第5章要介紹的體外受精相比，一般不孕症治療除了方法簡單，花費也較少。既然仍有機會受孕，對於年紀尚有餘裕的夫妻而言，還是存在嘗試的價值。

河合採訪至今，發現新聞媒體都將焦點擺在高階的不孕症治療上，但其實還是有不少人只透過時機療法就能迅速懷孕。然而，在一般的不孕症治療中，成功懷孕的夫妻絕大多數都是在治療開始不久後，便傳來懷孕消息。明明無法順利懷孕，卻還要持續一般不孕症治療的話，只會是浪費時間而已。

最剛開始會進行的治療，是推算排卵日的「時機療法」。

我們其實都知道，推測排卵日有很多種方法，自己甚至能大致掌握可能排卵的日期。基礎體溫雖然精準度不高，卻還是有相當的參考價值，只要使用大約1300日圓就能購得2支一組的市售「排卵檢測試劑」，便可掌握LH（黃體刺激素）增加變化這項排卵重要指標。從LH開始分泌經過36小時左右就會排卵，因此測出反應的當天或隔天將較容易受孕。

然而，能讓卵子與精子相遇的性交可不只這2天。排卵後能夠受精的時間僅短短1天，但精子可以存活3～5天。

只要夫妻雙方以短於此天數的頻率（也就是3～5天期間要1次以上）性交，無論何時排卵，精子都會在輸卵管等待卵子的來臨，其實這樣的夫妻伴侶就不需要時機療法。若是20多歲就結婚的時代，基本上新婚夫妻都會有上述頻率的性生活。

最理想的就是完全不用去在意排卵日的頻率，夫妻雙方能浪漫、盡情地享受性生活，才是成功懷孕的捷徑。對於站在人工生殖技術最前線的醫師們而言，也都抱持著相同的看法。

要在刻意決定的日子裡做愛多少還是會帶來壓力，甚至讓夫妻關係彆扭，以致出現了「時機療法憂鬱症」「時機療法ED」等用詞。

其實現代夫妻的性生活愈趨低迷，讓不少人認為必須採取時機療法，這看來也是晚婚帶來的影響。20歲與40歲的夫妻性生活模式本來就不同，對於性交次數減少的夫妻而言，只要能儘量珍惜自然性交，並搭配時機療法，就有機會及早懷孕。

再者，其實排卵日並不會最容易受孕。

根據2002年一份針對希望懷孕女性所做的研究調查報告（圖4－1）指出，絕大多數能夠成功受孕的性交，都是落在排卵日的5天前至排卵日這6天的期間。

若想要自行找出容易受孕日，相信不少人都會使用市售的排卵檢

圖 4-1 何時性交的受孕率最高？

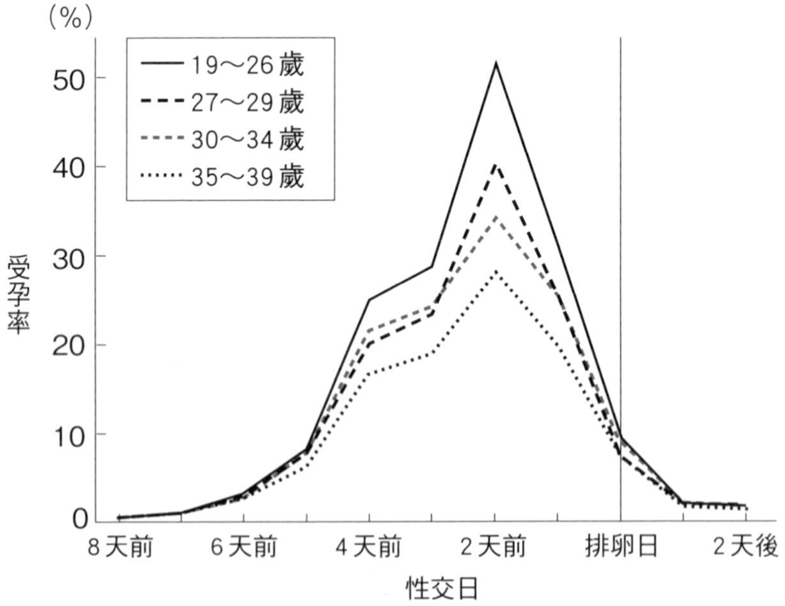

這是針對何時性交而懷孕的調查數據。排卵日的5天前至排卵日這6天的期間是最容易受孕的時機點，其中受孕率最高的則是排卵日的2天前。

參考資料：Dunson D B et al., Hum. Reprod, 2002

測試劑。但LH開始分泌是在排卵前的36小時左右，因此容易受孕的前半階段並無法從排卵檢測試劑看出反應。即便如此，受孕機率還是相當高。而研究報告則是認為排卵日的2天前最容易受孕。

大多數人認為最容易受孕的排卵日確實有機會懷孕，但其實受孕機率並沒有很高。排卵後，精子必須行經的子宮頸黏液（白帶）量會急速減少，性狀也會改變。由於卵泡破裂，能產生雌二醇使子宮頸黏液增加的顆粒性細胞也會隨之消失。

當排卵檢測試劑轉為呈現陽性，便有不少人都會認為當天或隔天是受孕的好時機，但其實還有許多更好的機會。

說真的，要在排卵前靠自己推測出日期是很困難的，執著於排卵日並無太大意義，因此，建議各位大致把握可能受孕的1週期間即可。

時機療法看診時程

以推測的正確性而言，由醫師進行超音波檢查將是最正確的。就算使用排卵檢測試劑也看不出反應或無法受孕，或是希望更快順利受孕時，還是建議各位及早就醫。若接受基本檢查後，發現並無大問題，就應接受醫師安排的時機療法。即使是在診所就醫，也有部分健保給付，因此無論是在藥局購買排卵檢測試劑或是直接就醫，費用並無太大差異。

有些患者買了市售的排卵檢測試劑想要自己掌握時機，卻發現根本看不出檢測結果。水分攝取量等因素會使尿液濃度出現變化，要檢測出尿液中的ＬＨ（黃體刺激素）本身就是件難事。雖然可以嘗試每天測量2次，但情況不順時，就應向醫師求助。此外，除了排卵期外，多囊性卵巢症候群（ＰＣＯＳ）患者在其他時期也會分泌大量ＬＨ（黃體刺激素），因此，可能會有長期呈現弱陽性的情況。

自己持續時機療法卻仍無法順利懷孕時，就表示可能需要醫師的協助，這時就該前往就診。實行時機療法時，較理想的時程安排會是在月經週期的第10～11天起前往就醫。這時的卵泡會進入顯著成長期。當卵泡大小長到14～15mm，就代表「即將排卵」，這時患者會被要求2天後需再回診。此階段的卵泡會以每天1．5～2mm的程度變大，超過18mm時，就可能隨時排卵，醫師基本上也就會告知患者「準備排卵囉」。

若是靠藥物排卵，患者需在上述期間注射排卵藥後再返家。等待排卵的期間大約需前往就診1～3次左右。

然而，若過程中不盡如人意，也請各位別心煩氣躁。實際上，每個人的卵泡發育差異甚大，即使是同一人，也可能會每月情況不同，因此無法完全照著劇本走。

時機療法又可分為完全不使用藥物、單純計算日期的方法，以及透過藥物控制排卵這2種方法。

不使用藥物的方法其實與自行推算時間、不求診醫師的方法大同小異。若有經期不順、無法充分掌握排卵期時，建議還是前往看診。使用藥物的受孕率雖然較高，但藥物過強時，就會使多胎懷孕的情況稍微增加。

基本上，能夠受孕期間的性交次數愈多愈好。其實目前已經清楚得知，精子剛形成時的活動力相對較高，受孕力也較強。話說雖然不能勉強男性，但過去常說「禁慾3天會讓精子狀態變好」的說法其實有誤。

排卵後，需就診透過超音波檢查確認是否有確實排卵，並調查有無「LUF（黃體化未破裂卵泡症候群）」等情況（參照P98）。觀察排卵後的卵巢，只要發現袋狀物當中還有水分，就能找到已破裂的卵泡，但這些卵泡不久之後便會消失。因此一般而言，若超音波攝影時看不見卵泡，就表示已經排卵。此外，黃體期中期（排卵起第7天左右）需再次看診，抽血檢測維持懷孕所需的荷爾蒙「黃體酮」值。

接著就能訂出判定有無成功受孕的日期，時間大約會是排卵後的第14～15天。

求診醫師，並決定要搭配藥物進行時機療法時，每週的費用大約為1萬～2萬日圓。

高齡懷孕者接受人工受精的次數建議為2次左右

人工受精（ＩＵＩ：Intrauterine Insemination）是繼時機療法後，受孕率稍微較高的不孕症治療。使用丈夫精子的配偶間人工受精（ＡＩＨ：Artificial Insemination with Husband's Sperm）與使用他人精子的非配偶間人工受精（ＡＩＤ：Artificial Insemination with Donor Sperm）這些名稱雖然歷史已久，但最近隨著婚姻的多元化，ＩＵＩ的簡稱反而更為普及。

進行人工受精時，會在內診台上將圖４－２的細管（導管）插入患者子宮內，並將洗滌過後、已去除雜菌的精液注入。管子本身很柔軟，因此插入時不會感覺疼痛。對精子而言，此動作能夠省略抵達子宮所需的艱難路程，同時也能縮短游泳的距離。

基於上述優點，建議有下列情況者接受人工受精治療：

- 搭配時機療法仍遲遲無法懷孕者。
- 精子狀態不佳，但還不需要考慮到體外受精者。
- 患有ＥＤ（勃起功能障礙）、性交困難者。

患者可於家中採集精液後，放入專用容器中帶至診所，或是使用在診所採精室所採集的精液。只要是數個小時的時間差，使用於家中採集的精液亦可，一早採集的精液需在中午前送至診所，運送過程中無需保溫或保冷。

胚胎學家會將送至診所的精液洗滌後，做遠心分離處理，製成「精子懸浮液」。精液遠心分離後，精子會沉澱在底部，收集這些精液，並加入少量的培養液中，便是精子懸浮液。

並非所有精子都會向上而

圖 4-2　如何施行人工受精

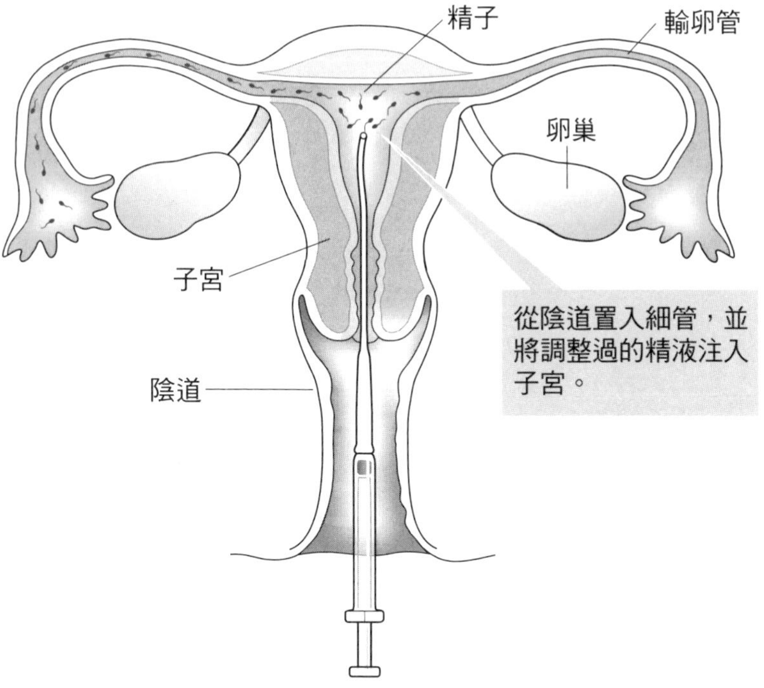

行，因此，在一般的性交過程中，射出的精液也不會全數進入子宮內。

陰道與子宮頸內存在著會製造大量乳酸的乳酸桿菌—德得來因氏桿菌（Doderlein's bacillus），使陰道呈酸性，具殺菌作用。精子進入子宮後，便能消除精液中的雜菌，因此，人工受精時所採集的精液無法直接注入子宮。

人工受精雖然也能像時機療法一樣，完全不使用藥物，但藥物能提高受孕率。

圖4-3 第1次人工受精的受孕率最高

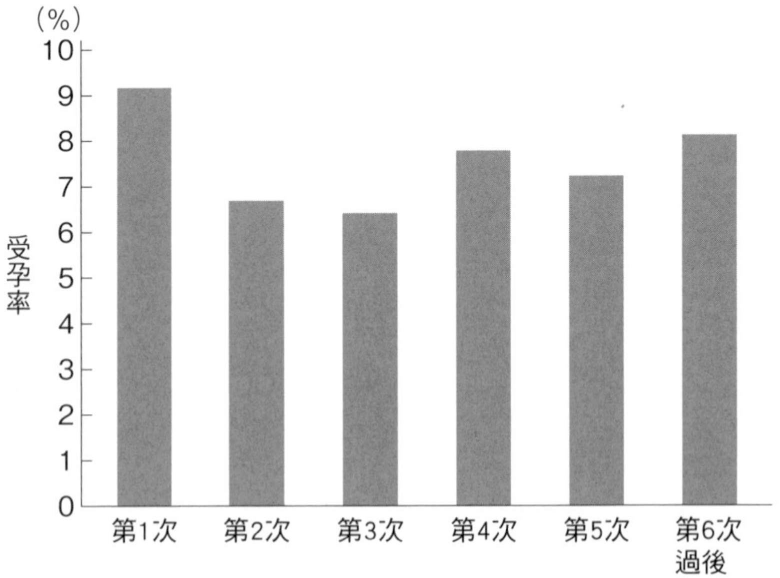

人工受精的施行次數與受孕率的統計資料。第1次人工受精的受孕率最高，其後的受孕率幾乎持平。

根據800位2006年在淺田女性診所接受人工受精的患者資料製成

搭配口服排卵誘發劑時，人工受精每週期的受孕率大約為5～9%。

從每次的受孕率來看，第1次便成功懷孕的人最高，超過9%。但施行次數增加並不會使受孕率下降，無論是做到第幾次的人工受精，其實受孕率沒有太大改變（圖4－3）。

然而，觀察接受人工受精者的整

圖 4-4 能透過人工受精懷孕者，在累積到第5次施術時便能懷孕

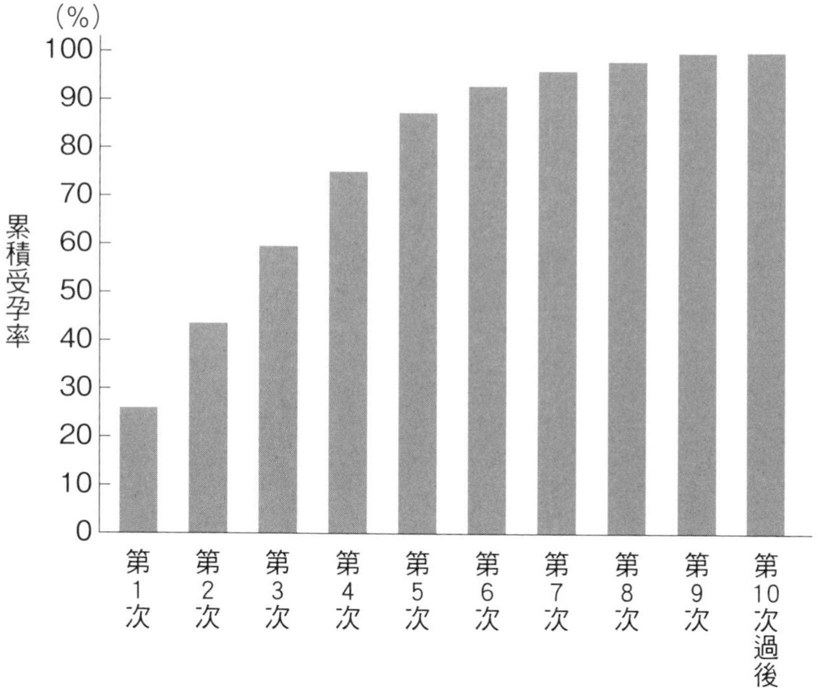

接受人工受精者的累積受孕率。只要能透過人工受精懷孕，近9成患者在累積到第5次施術時便能懷孕。

根據800位2006年在淺田女性診所接受人工受精的患者資料製成

圖 4-5 不同年齡層的人工受精受孕率及出生率（累積）

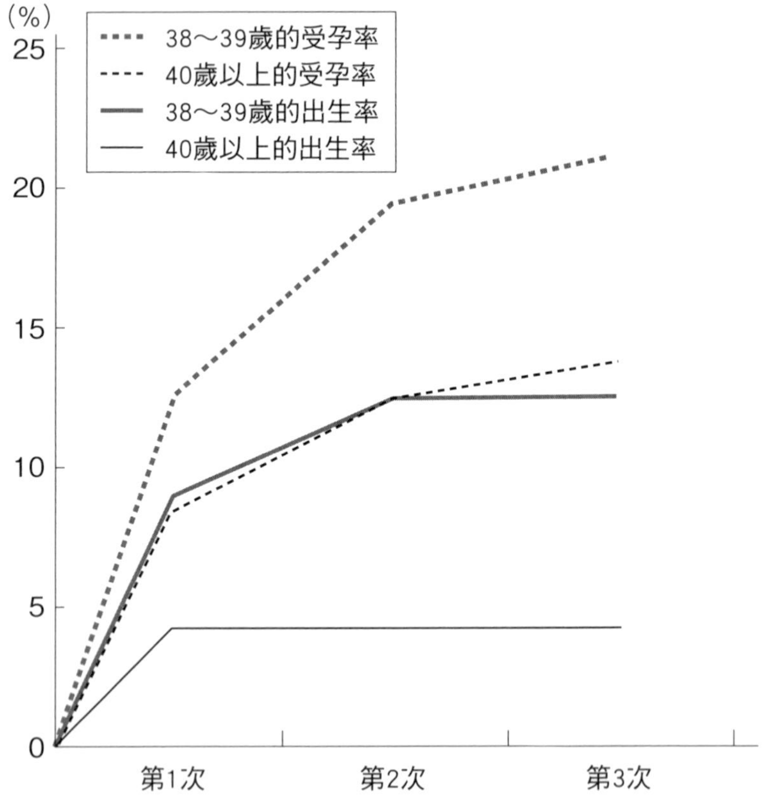

即便是人工受精，年紀愈大也會愈難受孕。當38～39歲與40歲以上患者分別接受了2～3次及1～2次人工受精仍無法受孕時，就算再怎麼增加次數，受孕率及生產率也不會有太大改變。

參考來源：Isiah D. Harris, Stacey A. Missmer, Mark D. Hornstein, Fertil Steril. 2010

體累積受孕率（圖4－4），會發現第6次之後的成長幅度便相當小。

換言之，若是能透過人工受精懷孕的夫妻，施行5～6次左右便能成功受孕的機率相當高。再者，施行人工受孕時，也必須考慮年齡。圖4－5是依年齡針對人工受精的累積受孕率及累積出生率所做的資料。

一旦邁入高齡懷孕，很快就會遭遇極限。當38～39歲與40歲以上患者分別接受了2～3次及1～2次人工受精仍無法受孕時，那麼要以人工受精方式生產的機率就會非常低。

評估能否透過人工受精懷孕時，也必須留意精子活動力及數量。經調查後發現，精子數極少的懷孕案例在淺田診所雖然非常少，但正如前方所述（P101圖3－4），精液每天的狀態差異甚大，即便是同一人，數量及活動力也會分別出現平均6倍與4倍的差異。如此一來，要光從精子的狀態來決定是否繼續人工受精可說相當困難。

每一週期的人工受精合計費用約為2～3萬日圓。

進階至體外受精

在人工受精裡，明明精子數與活動力相對較高，卻無法順利受孕的案例不在少數。這有可能是存在著精子除外的要素。

舉例來說，排出的卵子可能並未確實進入輸卵管中，此情況又稱「取卵障礙」。另外，精子與卵子相遇後，也有可能基於某些因素，導致難以受精。裡頭包含了精子無法穿破卵子的透明帶進入其中，或是雖然穿破了透明帶，卻無法進入透明帶下的卵子細胞膜，這些皆稱為「受精障礙」。

上述情況無法從目前的不孕症檢查得知，本章介紹的不孕症治療（時機療法與人工受精）也無法做確認，而是必須在施行體外受精時，才能發現的問題。

以現況而言，在規劃不孕症治療時，基本上必須是能2年內得到結果的計畫內容。當施行次數已無法讓受孕率再提升，就要升階至下一個方法，因此，每個計畫多半會以2年為限。

對醫師而言，反覆效果極為有限的醫療行為不僅會被質疑醫療倫理，對病患來說亦是痛苦。在2年的過程中，即便是年輕夫妻，接受時機療法與人工受精這類「一般不孕症治療」的時間還是建議以1年為限。有些夫妻可能會對體外受精出現心理反抗，或是對於能否兼顧工作感到不安，甚至因經濟負擔無法再繼續接受治療。遭遇這些情況時，不孕症治療就會整個延宕，演變成一條猶如看不見終點的隧道。

不過很幸運的是，人工受精無法成功懷孕的夫妻在接受體外受精後，基本上第1次的成功受孕率都相當高。對有著取卵障礙及受精障礙導致無法受孕的夫妻而言，體外受精與顯微受精就是這些障礙的「特效藥」，因此能夠迅速懷孕。

淺田診所統計了2003～2005年的數據後，發現整體而言，首次接受體外受精的臨床受孕率（除了尿液檢查的懷孕反應為陽性外，更經超音波檢查確認到已存在胎兒的「胎囊」，能夠持續懷孕的機率）是32．6％。從人工受精剛升階至體外受精的夫妻受孕率則為62．5％，已將近高出1倍。

排卵誘發劑是什麼樣的藥物？

在不孕症治療中，無論是時機療法、人工受精或體外受精，最主要都會使用到排卵誘發劑，因此這裡要跟各位稍做說明。

排卵誘發劑的用途如下：

1、促使不易排卵者能夠排卵

……若形成「卵泡成長↓排卵」過程的荷爾蒙分泌量過多或不足時，可透過排卵誘發劑做調整，引導卵泡邁向排卵。

2、〈體外受精時〉能培育複數個卵泡，提高受孕率

……若能培育複數個卵泡，與可長成胎兒的卵子相遇機率便能增加。

3、以人為方式決定排卵日

……為確保卵子的生長期間、排卵及取卵日程，利用藥物壓抑荷爾蒙的自我分泌，製造出人工的荷爾蒙波動。

因此，對於排卵順利的人而言，排卵誘發劑還是能做為2或3的目的使用。「排卵誘發劑」其實是個統稱，裡頭包含了各種不同藥效的藥物。

無論是時機療法、人工受精還是體外受精，差別只在於過程方法不同，但當中都包含了排卵誘發劑這項藥物。使用時會搭配患者本身的狀況、選擇的治療方法，來設定藥物的種類、劑量與投藥時機。

表 4-1　卵巢刺激法介紹

<table>
<tr><td rowspan="3">控制性
卵巢刺激法</td><td rowspan="2">Agonist
治療法</td><td>長療程</td><td>從前 1 個月經週期期間開始投用 GnRH Agonist（促性腺激素釋放荷爾蒙致效劑）的治療法。由於須搭配下降調節（down regulation；參照 P163），因此適合卵巢功能尚可者。然而，此方法出現卵巢過度刺激症候群副作用的風險極高，在能夠更安全給予刺激的 GnRH Antagonist 治療法問世後，長療程的 GnRH Agonist 治療法便隨之遜色。</td></tr>
<tr><td>短療程</td><td>從月經開始時投用 GnRH Agonist 的治療法。由於須搭配 FSH 及 LH 分泌的急速增加（flare up；參照 P163），因此會以卵巢功能不佳者為對象。</td></tr>
<tr><td>Antagonist
治療法</td><td colspan="2">培育複數個卵泡的治療法，同時也是體外受精最常見的方法。投用人類停經後促性腺激素（hMG）使卵泡生長。卵泡長大後，再利用人類絨毛膜性腺激素（hCG）或 GnRH Agonist 促進排卵。2 種藥物皆是透過注射投藥，但 GnRH Agonist 另有推出噴鼻藥。此方法適合能採集到一定數量卵子之患者。</td></tr>
<tr><td>溫和刺激法</td><td colspan="3">適合時機療法、人工受精，或已是高齡懷孕等，無法採集大量卵子的體外受精者。以服用可洛米分（Clomifene）等藥物的方式，促進性釋素分泌。亦可搭配適量的 hMG。</td></tr>
</table>

各種卵巢刺激法

使用統稱為排卵誘發劑的藥物，取得卵子的方法又稱為「刺激法」「卵巢刺激」或「卵巢刺激法」。刺激法可大致分為「溫和刺激法（mild stimulation）」與「控制性卵巢刺激法（controlled ovarian stimulation）」（表4－1）。

卵巢刺激法的種類雖然繁多，但各有優缺點，因此並沒有適用於所有人的方法。接著就來逐項說明這些治療法。

溫和刺激法

這是在一般不孕症治療中，經常用來確實達到排卵目的的方法。對於不知何時排卵的經期不順女性及無月經女性而言，溫和刺激法是能確實排出1個卵泡的有效方法。

此外，溫和刺激法也會運用在體外受精。體外受精時會透過增加投藥劑量，來長出複數個卵泡，因此對於施行一般的「控制性卵巢刺激法」，仍無法採集到足夠數量卵子的患者，便會投入溫和刺激法。

患者需從月經週期第2～3天起，開始每天服用「可洛米分（Clomifene；商品名為Clomid、Femilon等）」，或是「環芬尼（Cyclofenil、Sexovid等）」及「芳香環轉化酶抑制劑（Femara、Arimidex等）」口服藥物。

如前方所述，雖然藥物的類型繁多，但能強烈促使排卵的可洛米分（Clomifene）多半會被做為「優先選擇藥」（使用於不孕症治療的藥物請參照P158～159的表5－2）。

可洛米分（Clomifene）會對位於腦部下視丘的受體作用，避免腦部接收到雌二醇。這時，腦部下視丘就會誤以為「卵泡尚未發育」，開始促進GnRH（性釋素）的分泌。接著，腦垂體前葉也會分泌出更多的FSH（卵泡刺激素）與LH（黃體刺激素），促進卵泡發育（與卵泡成熟相關的荷爾蒙功能請參照P42圖2－4）。因此這些藥物就能讓女性擁有比平常更強的培育卵泡能力。

然而，可洛米分也會直接對子宮內膜及子宮頸起作用，出現子宮頸黏液減少、子宮內膜變薄等缺點。因此就算排卵率提高，也不代表受孕率會跟著增加。子宮頸黏液減少會阻礙精子通過子宮頸進入輸卵管，這也是為何可洛米分被認為較適合用在精子無需自食其力在子宮頸中游泳，便能直接進入子宮的人工受精上。

可洛米分也會在排卵前帶來LH（黃體刺激素）急遽增加的「LH升高（LH surge）」

現象。因此，以超音波檢查卵泡大小時，正常的卵泡大約長到18mm就會排卵，但使用可洛米分的話，將可能出現20～22mm還未排卵的情況。對此，以可洛米分為處方用藥時，一般還會在排卵期搭配使用hCG（人類絨毛膜促性腺激素），達到排卵目的。

對此，不會對子宮內膜及子宮頸產生作用的芳香環轉化酶抑制劑優點就在於子宮頸黏液不會減少、子宮內膜也不會變薄。由於副作用較少，促進排卵的能力雖然比可洛米分弱，受孕率卻大同小異（然而，若是體外受精為了取卵使用芳香環轉化酶抑制劑時，卻存在著取卵前就已經排卵，導致無卵可取的缺點）。

芳香酶（Aromatase）是製造雌二醇時所需的酵素名稱。很有趣的是，雌二醇其實是睪丸酮這個男性最具代表性荷爾蒙的材料，女性也會分泌睪丸酮，且存在於血液當中。雌二醇這個女性最具代表性的荷爾蒙，則是芳香酶在卵巢代謝掉男性荷爾蒙的睪丸酮後所生成。

芳香環轉化酶抑制劑是會阻撓芳香酶作用的藥物，因此會使雌二醇分泌量減少。這時，負責偵測雌二醇的腦部下視丘就會誤以為「卵泡尚未發育」，於是對腦垂體發出指令，要求腦垂體分泌更多的FSH（卵泡刺激素）與LH（黃體刺激素）。

一般不孕症治療的口服排卵誘發劑種類雖然有限，但可健保給付。

可洛米分與環芬尼做為排卵誘發劑使用時皆符合健保給付。使用這些藥物進行一般不孕症治療時，超音波檢查亦屬給付項目。但每月能申請給付的超音波檢查僅限3次。另外，開始服藥明明會是在月經週期的第2～3天，但健保給付的藥劑費用卻僅限於月經週期第5天起的5天分用藥。這其實是過去的用藥方式，但制度仍沿用至今。看來，出現上述情況的國家應該只有日本吧。

芳香環轉化酶抑制劑實際上還能降低使乳癌惡化的雌二醇分泌量，做為乳癌治療用藥時，亦適用健保給付。然而，誘發排卵為目的的使用方式尚未納入健保給付，因此屬自費項目。（健保給付實際情形請以衛福部規定為主）

控制性卵巢刺激法

使用於控制性卵巢刺激法的藥物非口服藥，大多採注射方式。如同P129的表4－1所示，可依使用的藥物種類與投藥方式區分出幾種方法。

控制性卵巢刺激法是體外受精時常用的卵巢刺激法，只要卵泡的反應沒有很差，就會選擇施行此法。控制性卵巢刺激法也算是培育複數個卵泡、提高受孕率的標準選項。相關內容將於下一章詳述。

其實一般不孕症治療也會使用注射藥物。由於作用比口服藥物強，對於增加可洛米分投藥量也無法排卵者，注射後便能順利排卵。

然而，在一般不孕症治療注射藥物時，使用的藥劑量極為稀少（當中有點複雜的是，一般不孕症治療就算使用注射藥物，也不會稱為控制性卵巢刺激法）。

一般不孕症治療會如此嚴格控制用藥量，為的就是想儘量避免多胎懷孕。體外受精是將卵子取出體外，並在身體之外培育成受精卵，因此無論有幾個受精卵，只要逐一地放回體內，就不會有多胎懷孕的情況。

反觀，時機療法與人工受精並無法調整受精卵數，一旦形成了複數個受精卵，就有可能懷超過2名以上的胎兒。

多胎懷孕時，雙胞胎總給人很可愛的印象，因此不少患者會積極地想要多胎懷孕。但以醫學角度而言，卻會使風險增加，多胎懷孕最常見的情況就是早產導致胎兒過小。

新生兒出生體重未達2500g時稱為「低出生體重兒」，單胎時的比例僅8.3%；反觀，多胎的低出生體重兒達72.9%（厚生勞動省2012年人口動態統計），表示每4人中，有3人出生時為低體重。

為避免上述情況發生，在施行時機療法或人工受精時，會減低注射的藥物用量，盡可能讓發育卵泡數為1個。很幸運的是，目前可透過AMH檢測，事先掌握哪些人容易形成大量卵泡。

不孕症治療Q＆A

Q 排卵誘發劑會有什麼副作用？

使用排卵誘發劑需特別注意ＯＨＳＳ（卵巢過度刺激症候群）與多胎懷孕。目前已有有效的預防方法，因此確實執行這些方法便非常重要。

接受使用ｈＣＧ製劑與ｈＭＧ（人類停經後促性腺激素）製劑的控制性卵巢刺激法時，ＯＨＳＳ是相當常見的副作用。但其實「透過ＡＭＨ檢測找出高風險者，避掉ｈＣＧ、改用 GnRH Agonist，同樣能順利取卵」，或是「不採使用藥劑量較多的長療程，改採 GnRH Antagonist 治療法」等預防方案，基本上都能避免危險情況發生。

回顧淺田在２０１２～２０１６年期間，於診所施行的３２７３件搭配 GnRH Antagonist 的體外受精案例，因出現ＯＨＳＳ需抽取腹水者為０・２％。其中絕大多數的人都有使用ｈＣＧ，未使用ｈＣＧ卻需抽取腹水者僅有１人。

然而，不使用ｈＣＧ製劑者卻還是會使用ｈＭＧ製劑。使用相關藥物後，出現腹部沉悶等輕微症狀的患者數反而更多。

根據2011年厚生勞動省發行的「針對各患疾嚴重副作用之對應指南　卵巢過度刺激症候群（OHSS）」，使用hCG製劑、hMG製劑的控制性卵巢刺激法出現OHSS症狀（包含輕微症狀）的比例為5%。此外，OHSS的好發時期為「投用hCG後」，無論是溫和刺激法，還是搭配口服用藥的一般不孕症治療，hCG仍是能否順利取卵或排卵的重要關鍵。

即便相當少見，一旦OHSS情況嚴重時，還是可能出現血栓、肺水腫，甚至不幸死亡的案例，因此厚生勞動省才會推出對應指南，希望更多人能對OHSS有正確了解。厚生勞動省在患者版的內容中提到，若出現「腹脹」「惡心」「體重突然增加」「尿量變少」等症狀，就必須聯繫醫師或藥劑師。

出現上述症狀時，須就診接受超音波檢查，確認卵巢的腫脹程度及有無腹水，同時進行抽血檢查，必要時更須住進設備更完整的醫院。輕度症狀時，對患者而言雖會感到不適，但在醫學上並無大礙。由於荷爾蒙的遽增讓身體無法適應，容易出現類似經前症候群與孕吐的症狀。

一般會在取卵2天後開始出現不適症狀，該期間多半都會安排回診，因此可將情況告知醫師。醫師會依情況，決定是否提供減輕不適或預防症狀變嚴重的藥物。

此外，容易出現OHSS之人會有下述特徵。符合特徵者應多加留意，避免用藥量過多的治療及使用ｈＣＧ製劑。

・多囊性卵巢症候群（ＰＣＯＳ）
・年輕人
・體型較瘦者
・過去曾經出現ＯＨＳＳ者

此外，針對使用於卵巢刺激法，如GnRH Agonist、GnRH Antagonist等主要藥物，若長期用於子宮內膜異位症之治療上，將可能出現頭痛、發熱、肩膀僵硬等不適症狀。

自從日本婦產科醫學會開始提倡指導方針後，能決定要將幾個受精卵放回子宮的體外受精已較少見多胎懷孕的案例。

正如前方所述，培育卵泡的藥物會暫時對子宮內膜的生成方式帶來負面影響，使子宮內膜變薄。對此，目前已經能先將受精卵整個冷凍（全胚冷凍），不在取卵週期放回子宮，因此體外受精時，這個副作用將不再影響受孕率。

針對排卵誘發劑是否致癌，經各國長年進行多項大規模的研究，調查了卵巢癌、乳癌是否增加後，並無發現相關疑慮。這些藥物使用至今已30～40年，國際間基本上都不認為有什麼問題。

此外，「使用排卵誘發劑會很快就沒有卵子」的傳聞更是毫無根據。即便未誘發排卵，甚至已停經，卵子還是會每天消失。許多使用排卵誘發劑進行治療的患者確實都有卵子較少的情況，但這並不是藥物帶來的影響，而是年齡增長所致，是大自然的安排。再者，卵泡在卵巢中甦醒時，並沒有會對排卵誘發劑成分起反應的受體。

排卵誘發劑確實會讓人有各種不安，無論是過去或現在，都可見相當危險的使用方法。但目前對於各先進國家而言，「安全的不孕症治療」已是相關專家們的共同議題，在長期持續的努力下，亦能看見相當改善。

Q 什麼是「第2胎不孕症」？

順利懷上第1胎的夫妻卻在想懷第2胎時，遇到不孕的情況，一般會稱其為「第2胎不孕症」。

現代人首胎年齡明顯攀升，在懷第2胎或第3胎時，邁入高齡懷孕的人數更是相當多，而這些煩惱可說有增無減。家中有小孩的夫妻往往會出現工作及育兒蠟燭兩頭燒的情況，甚至影響到性生活。

輕鬆懷上第1胎後，便誤以為「我們很容易受孕」，卻沒發現身體與卵子也不斷老化改變。

獨生子女的人數不斷增加，淺田與河合更發現，表示「育兒很辛苦」的人中，有許多都是獨自一人照顧小孩的母親。其實只要有兄弟姊妹，父母在做家事時，孩子們就能彼此玩樂，對小孩而言，兄弟姊妹的存在在成長過程中有著相當重要的意義。

然而，若想再多生1個，關鍵其實和第1胎治療時一樣，在於儘早就醫。只要開始治療，受孕率一定比完全不曾懷孕過的人還高。

雖然有不少人對於帶著孩子就診感到猶豫，這時可以搜尋設有兒童遊戲區的診所，應該就能找到提供第2胎不孕症相關協助的醫療機構。第2胎不孕症的患者可能會被說服「又沒關係，反正已經有小孩了」，有時也會覺得「沒有自己的空間」。但對於身為父母之人而言，想要幫孩子添個弟妹是既單純又不過分的簡單心願。

Q 我很喜歡活動身體，相當享受每天慢跑等各種運動。開始不孕症治療後也能維持這樣的生活模式嗎？

當然不能進行強度大到會讓月經停止的運動，但適度運動其實也能消除治療時的壓力。建議吸菸的夫妻雙方都應戒菸，但飲食及運動等平常的行動幾乎不會影響受孕。話雖如此，還是有不少人太過在意行動導致壓力累積，甚至會有人覺得沒有懷孕是因為做了某些事而感到後悔，並自我責備，但其實這些壓力都是百害而無一利。

第 5 章

體外受精與顯微受精

體外受精與顯微受精有許多方法，但每間醫療院所採行的方式不同，敬請遲遲無法懷孕而感到困擾的患者閱讀本章後，找出「適合自己的方法」。

邁向諾貝爾獎的漫漫長路

本章會從一般不孕症治療，升階至體外受精（IVF：In Vitro Fertilization）與顯微受精（ICSI：Intracytoplasmic Sperm Injection）的說明。

體外受精與前述方法最大的差別，在於是把針刺入卵巢中，並將成熟的卵子吸出體外，此動作又稱為「取卵」。

胚胎學家會在培養室將精子撒在取出的卵子上，形成受精卵後，再培養數日，接著放回子宮。將受精卵放回子宮叫做「胚胎植入（ET：Embryo Transfer）」，目前這段過程已相當多元化。

製造受精卵時，在顯微鏡下弄破卵子的透明帶，並將精子注入卵子細胞質的方法稱為「顯微受精」。為了與此方法區隔，開始有人將不做顯微受精，而是等待精子自然進入的體外受精稱為「常規體外受精（C－IVF：Conventional In Vitro Fertilization）」，但本書並無刻意區分，因此說到「體外受精」時，當中也包含了顯微受精。

體外受精已成了目前不孕症治療的主流，即便是過去不得不放棄求子的案例中，也有相當多人順利達成心願。

在此稍微回首不孕症治療的歷史，會發現在沒有醫學手段的時代裡，真的是如同「結婚3年，沒有孩子就離開（原文：嫁して三年子無きは去る）」所言，認為只要換位女性便能解決不孕。但這除了非常不人道外，也無法改善當今已知、不孕症主因之一的男性不孕。因此在不孕症治療普及前，常常可見無法生育的夫妻向孩子數眾多的家庭領養小孩的情況。

但就在得知了卵子與精子的受精機制、荷爾蒙的存在後，我們終於在20世紀後半拉開了體外受精時代的序幕。

然而，這條路剛開始也是充滿荊棘。最初的體外受精，是針對輸卵管阻塞的女性所提供的治療。輸卵管阻塞時雖能透過手術疏通，但大多成效不彰。

第1個體外受精的案例對象，是名在1977年受輸卵管阻塞所苦的年輕女性，這名女性在隔年生下的嬰兒路易斯・布朗（Louise Brown）更是聲名大噪。

負責這項任務的是英國劍橋大學教授羅伯特・愛德華茲（Robert G. Edwards）與婦產科醫師派屈克・斯特普托（Patrick Steptoe）。斯特普托雖然早在1988年逝世，但此項功績讓愛德華茲在2010年獲得諾貝爾生理醫學獎。

然而，從路易斯誕生到愛德華茲受獎可是歷經了32年的歲月，當中更不難看出體外受精是如何受到社會的長年批判。體外受精甚至未能獲得基督教國家在探討生命倫理時，梵諦岡這個強力影響國的認同。

淺田跟在與愛德華茲活躍於同期的醫師身邊，見證了顯微受精的黎明時期。第1個成功案例雖然歸功於愛德華茲，但實際上對體外受精帶來莫大貢獻的，其實是霍華德・瓊斯（Howard W. Jones）博士與喬治亞娜・瓊斯（Georgeanna Jones）博士夫妻。淺田也曾在1993年留學博士夫妻所創立的研究機構—瓊斯生殖醫學中心（Jones Institute）。

瓊斯博士夫妻實現了控制性卵巢刺激法的臨床應用，是打造出今日體外受精模式的醫師。夫妻皆為體外受精的研究者，據說兩人還曾晉見教宗，一同議論體外受精的意義，但還是未能獲得教宗認可。

正當瓊斯博士夫妻在1980年左右開始於美國進行體外受精時，發生了許多妨礙治療的事件。

瓊斯夫妻原本是在美國東海岸的約翰・霍普金斯大學進行研究，但由於各種妨礙情況愈趨嚴重，於是放棄在大學做研究，並將據點遷移到同為東海岸的諾福克（Norfolk），設立了自己的研究機構。

即便外界批判聲浪不斷，深受不孕所苦的夫妻們還是持續追求此項技術，求診施行體外受精的醫師，終於能幸福地將孩子抱在懷中。

截至目前為止，體外受精所誕生的嬰兒數在全球已超過600萬人。如第1章所述，日本在２０１３年時，每24名新生兒中，就有1人是從體外受精而來的生命。

正因這一路走來的歷史背景，愛德華茲獲得諾貝爾獎對於全球的人工生殖技術專家們而言，可說感觸良多。

在自然界裡，人類本身的確無法出現卵子在體外受精的情況。但回顧生物的演化歷史，其實以魚類為例就會發現，有性生殖的生物卵會於體外受精，並於體外成長孵化。

然而，若人類能於體內自然受精當然最好不過，但其實精子與卵子於體外相遇，也是自古以來地球上許多生物所選擇的受精方式。

哪些人適合體外受精與顯微受精？

體外受精發展至今，治療的對象範圍可是擴大不少。接著，就讓我們稍微看看其中變遷吧。

體外受精是先施行於受男性不孕所苦的夫妻。只要接受體外受精，精子就不用拚命地游到卵子所在之處，卵子直接就在眼前。

特別是隨著顯微受精的發展，只要有1個精子，就有機會受精。對於過去放棄求子的男性不孕症患者而言，這可是如夢般的消息。排除找不到精子的案例以及其他不孕原因，大多數的男性不孕症已能靠今日的顯微受精獲得解決。

此外，再加上排卵誘發劑的持續開發，甚至能透過卵巢刺激法來製造複數個受精卵。接著更出現了「採集大量卵子，增加與優質卵子相遇機會」的策略，這也讓為了此目的接受體外受精的人數不斷增加。

仔細想想第1位體外受精誕生的路易斯・布朗，會發現與當時相比，現在進行體外受精的理由已完全不同。目前大多數接受體外受精的患者，都是因為高齡導致卵子減少，進而難以受孕的女性們。這些人雖然無法採集大量卵子，但更不希望好不容易發育成長的珍貴卵子無法進入輸卵管，或是未能成功受精導致失去卵子，因此會追求能更確實受精的顯微受精術。

這也讓原本只是為了解決患者輸卵管阻塞問題的體外受精，開始成為更多人的選擇項目，並成了當今不孕症治療的代表性方案。

另一方面，有些雖然不知道原因，但無法透過人工受精等一般治療方法受孕者，也會是適用體外受精的對象。這些患者中，有許多因為受精障礙導致無法懷孕之人。因此，正如前方所述，透過人工方式確實完成受精的顯微受精便會相當有成效。

製造大量卵泡的策略雖然曾因排卵誘發劑的副作用，出現卵巢過度刺激症候群（OHSS）問題引起軒然大波。時至今日，OHSS 問題尚未完全消失，但隨著前述的 AMH 檢測與 GnRH Antagonist 的問世，OHSS 的發病率已相當低。

把在體外形成的受精卵冷凍保存的技術進步同樣值得關注，相關內容會於第6章詳述。這樣在進行體外受精時，就算形成了許多受精卵，也能1次1個地將受精卵放回子宮。

此外，受到荷爾蒙的影響，我們很難同時滿足「採集大量卵子」與「形成優質的子宮內膜」兩項需求。這時，只要將冷凍的受精卵於其他月經週期間放回子宮便能達成。後續也會加以詳述，但這裡可以先讓各位知道，在製造大量卵子的「取卵週期」會出現黃體素增加，容易使得子宮內膜生成的時間點比受精卵成長速度更快，但這是只會出現在取卵週期時的現象。因此進入下一週期時，便能形成良好的子宮內膜環境，接著再將冷凍的受精卵解凍，並於最佳時機放回子宮內。

未冷凍受精卵，於取卵週期放回子宮內稱為「新鮮胚胎植入」，將冷凍的胚胎解凍後，再於其他週期放回子宮的方法則稱為「冷凍胚胎植入」或「冷凍胚胎解凍植入」。

就在多項技術的革新下，體外受精本身也出現相當大的改變，不僅更安全，受孕率也更高。

體外受精的方法同樣多元

體外受精也會注射使用在卵巢刺激法的藥物，對女性而言相當辛苦。此外，費用昂貴且健保不給付，國家與地方政府提供的治療費用補助制度基本上幫助有限，再加上所得限制十分嚴格，因此非常多人完全無法申請（參照P192）。

對患者而言，即便體外受精在各種層面皆帶來極大負擔，但它的受孕率卻比前面介紹的其他方法都還要高。患者在感受到這些凌駕於負擔之上的優點後，也使得願意嘗試的人不斷增加。

然而，統稱「體外受精」的治療還是有許多種方法。其內容會依機構方針或患者狀況出現大幅差異，受孕率當然也會隨之明顯改變。

我們從以前便清楚知道，採集的卵子數愈多，體外受精的受孕率就愈高。圖5－1的取卵數與出生率關係圖是專家們常參考的資料，從中可以看出，取卵數在15個以內的出生率會呈現漂亮的上升線條。

取卵數超過15個時，受孕率會持平後接著下降，最近發現這應該是受到黃體素的影響，而不是「因為製造太多卵泡，導致卵泡品質變差」。

卵泡逐漸成熟時，會在排卵前持續釋放少量的黃體素。如此一來，製造大量卵泡時，這些卵泡所釋放的黃體素總量自然就很可觀。黃體素是能促使子宮內膜做好受精卵著床準備的荷爾蒙。若要說黃體素過多時會有什麼問題，那就是導致子宮內膜在受精卵來臨前便準備就緒，當受精卵到來時，內膜卻已經過了著床的最佳時機，使著床難度變高。

圖 5-1 取卵數愈多，體外受精的出生率愈高

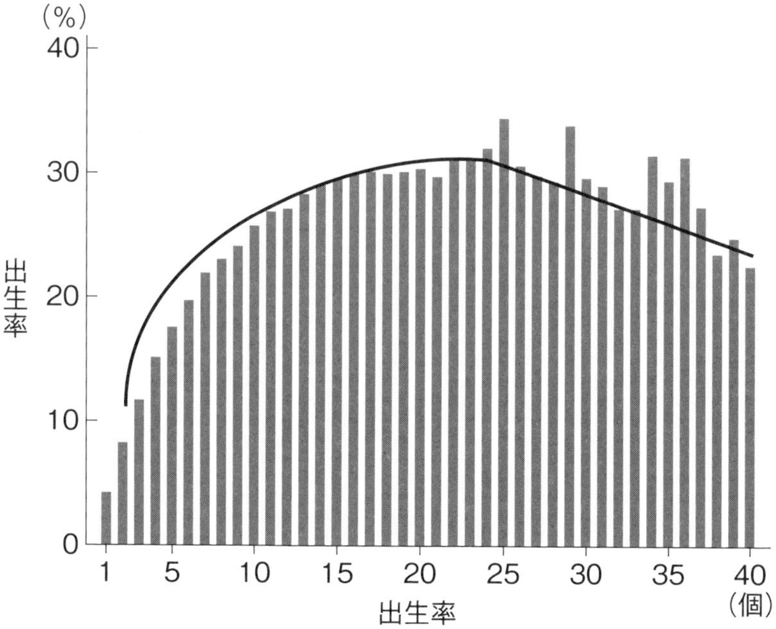

此圖表為新鮮胚胎植入術的統計數據。植入新鮮胚胎時，一旦取卵數超過15～25個，出生率就會下降，但若是在其他週期植入冷凍胚胎，那麼取卵數愈高，出生率就會愈高。

參考資料：Sesh Kamal Sunkara, Vivian Rittenberg, Nick Raine-Fenning et al. 2011

若是這樣，其實可以先將受精卵冷凍保存，待其他週期時再放回即可。圖表所顯示的是植入新鮮胚胎的數據。因此只要透過冷凍胚胎植入術，即便卵泡數量眾多，反而能提高受孕率。

調查了淺田診所的患者透過冷凍胚胎進行體外受精時，不同取卵數的受孕率，發現未達10個的患者受孕率為27．4％，但10～19個為60．4％、20～29個為64．8％、30個以上為79．9％。即便取卵超過30個，受孕率還是會持續攀升（2007～2008年數據）。此部分將於第6章詳述。

想要獲得1個良好的囊胚需要13個卵子

若想透過體外受精獲得能夠成功懷孕的受精卵，就必須要有數量完全高出一般人想像的大量卵子。採集到的卵子數及後續培育的整體情況請參照下頁圖5－2。

圖5－2是以年紀介於31～35歲，卵子尚未老化（受年齡增長影響）的患者為對象。想要獲得1個良好的囊胚，平均需要取12．8個卵子。取出的卵子並不會全數放回子宮內，必須挑出未成熟、無法受精、在培育過程中停止發育的卵子。成長至「良好囊胚」階段的

卵子，才是放回子宮後，受孕機率較高的卵子。

換言之，「就算取出10多個卵子，也還要看看能否成功受孕生產」。即便是卵子成功受孕、出生比例較高的30多歲患者，也需要這麼多數量的卵子，高齡懷孕者更是需要多1倍的卵子量，情況可說相當嚴苛。

其實取卵數與對於卵巢刺激的看法也有相關。

國際上有幾個與人工生殖技術相關的學術組織，其中最具代表性的

圖 5-2　獲得優質囊胚所需的取卵數

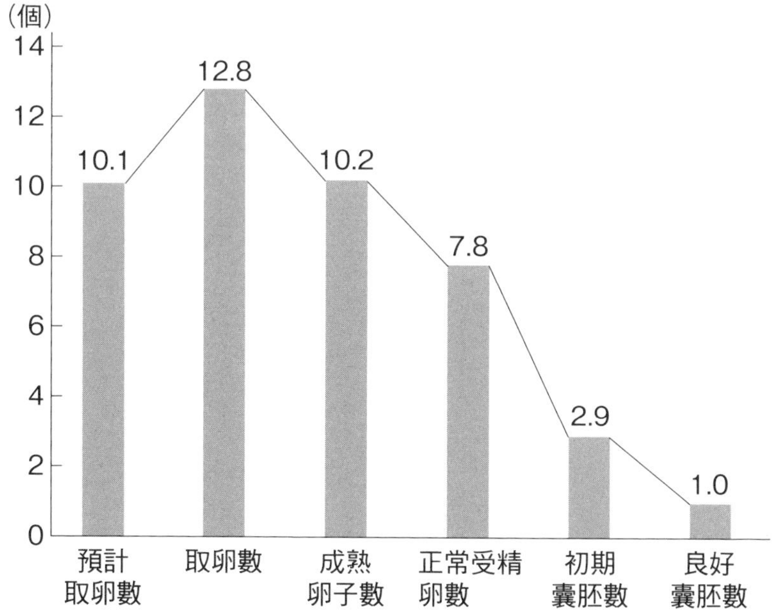

想要獲得受孕率較高的優質囊胚，平均需要取13個左右的卵子。此調查是以31～35歲族群為對象。

根據淺田女性診所於2012年針對141例案例數據製成

圖 5-3 30多歲患者選擇刺激法會大幅改變受孕率

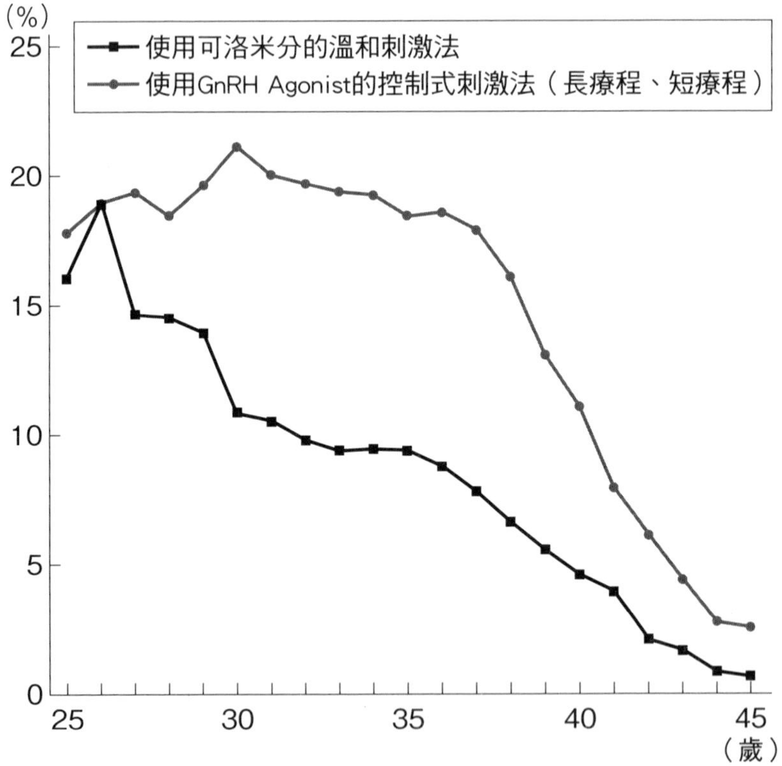

顯微受精在各年齡及不同卵巢刺激法的受孕率表現。不同刺激法的受孕率在20多歲與40多歲差異較小，30多歲區段則出現明顯落差。

根據日本婦產科醫學會「2009年ART資料手冊」數據製成

ASRM（美國生殖醫學會：American Society for Reproductive Medicine）及ESHRE（歐洲生殖醫學會：European Society of Human Reproduction and Embryology），曾在2012年首度舉辦共同會議時，針對卵巢刺激法做了議論。

根據報告書「ASRM與ESHRE的最佳療法（Best Practices of ASRM and ESHRE）」指出，體外受精若搭配注射採集複數個卵泡的控制性卵巢刺激法，將能以最小週期數獲得最大成功率。

此外，要得到1個孩子所需的卵子數「平均為25．1個」，「未滿38歲的女性亦需6～16個」。

報告書亦提到，會中有針對溫和刺激法的高取消率（由於無法培育出能放回子宮的胚胎，因此未將胚胎植入）做討論。

從不同的刺激法觀察受孕率，發現年紀到了卵子逐漸減少最中間階段的30歲時，差距整個大幅拉開。

看了前頁的圖5－3便會充分理解到，能和優質卵子相遇的女性不用做什麼就能輕鬆懷孕，幾乎沒有優質卵子的女性則是做什麼都很難懷孕。不過介於兩者之間的30多歲女性們對於卵巢刺激法的差異影響程度最深。

日本生殖醫療協會（JISART）亦對此進行了相同調查。根據在JISART核

表5-1 各年齡 不同卵巢刺激法的受孕率

	溫和刺激法		控制性卵巢刺激法	
	未滿35歲	35歲～未滿39歲	未滿35歲	35歲～未滿39歲
植入新鮮胚胎	22.7%	10.3%	34.9%	34.2%
植入冷凍胎胎	55.8%	20.4%	53.2%	42.7%

無論年紀與選擇的刺激法，冷凍胚胎植入術的受孕率較高。此外，**35～39**歲選擇控制性卵巢刺激法的受孕率明顯高出溫和刺激法。

於日本生殖醫療協會（JISART）核准的25處機構所進行的比較調查（2010年）

准的25處機構所進行的比較調查（2010年），發現35～39歲患者植入冷凍胚胎時，採行控制性卵巢刺激法每一週期的受孕率為42.7%。相較之下，低刺激法（幾乎等同溫和刺激法）只有一半的20.4%（表5－1）。於取卵週期將受精卵放回子宮的植入新鮮胚胎術更是差了3倍以上。此調查中是以隨機方式區分出刺激法的施行對象，因此是以原條件相同的群體做比較。

有時會刻意選擇較溫和的刺激法

話說，雖然取卵的數量愈多愈好，但晚生趨勢不斷的今日也有許多本身卵子數就很少的女性，即便施行控制性卵巢刺激法給予強烈刺激，卵子數稀少之人的卵巢還是無法增加卵子數量。

正如前面所述，藥物沒辦法增加卵巢的卵子庫存量，同時也無法喚醒大量沉睡中的卵子。成長近6個月的卵泡中最後僅會有1個卵泡出線（即指選擇，Selection），其他則會面臨細胞凋亡（Apoptosis）而死去，我們所做的事情，不過就是讓這些終將面臨消失命運的卵子繼續生長罷了。

若卵子庫存少，能夠甦醒的卵子以及可迎向選擇階段的卵子也會很少。這時就算投用能讓大量卵泡發育的強效藥物，仍會面臨無卵泡可發育的情況。若是少量卵泡只需效力較弱的藥物便能成長，因此卵子較少的患者多半會採用溫和刺激法。

若想在卵子剩餘數不多的情況下，盡可能地提高受孕率，那就還需要其他方法。不過，內容會與受精卵較為相關，因此將於下章詳述。

有些人接受強烈的刺激法治療後，將可能出現危險性，那就是發育中卵子數過多的

ＰＣＯＳ（多囊性卵巢症候群）患者。患有ＰＣＯＳ者若使用強效藥物，可能會形成過量卵泡，甚至引起ＯＨＳＳ（卵巢過度刺激症候群），因此嚴禁過度強烈的刺激。

刺激卵巢的方法相當多，醫師會規劃適合該名患者、效率最佳的取卵刺激法，並觀察治療過程，思考「最符合患者的作戰計畫」，因此並沒有適合所有人的治療法。

用藥的3個目的

接下來，要跟各位具體介紹體外受精的卵巢刺激法。

治療時，會先透過藥物培育卵泡。超音波檢查確認卵泡已長至足夠的大小後，再使用能讓ＬＨ（黃體刺激素）急速上升，形成「ＬＨ高峰」的啟動排卵藥物，為卵子邁向受精做好最後準備。

自然受孕的過程中，卵子會於此時從卵巢躍出形成「排卵」。但體外受精則是由醫師進行採集卵子的「取卵」動作。

因此體外受精時，為了避免醫師取卵前先自然排卵，就必須抑制住由體內分泌產生的

LH（黃體刺激素）。LH會幫助排卵，這也會使卵子在取卵日之前就排出，導致無卵可取，因此需要能夠抑制自然排卵的藥物。

在前章已經提過，我們將基於「培育卵泡」「讓卵子做好排卵的準備動作」「抑制體內分泌的荷爾蒙」3個目的，使用各種藥物的方法統稱為「卵巢刺激法」。

「控制性卵巢刺激法」是卵巢刺激法中，與標準刺激法同類型的治療法，可分為長療程、短療程與GnRH Antagonist治療法，另有刺激程度較小的溫和刺激法（參照P129表4－1）。

然而，長療程的用藥量較多，因此有出現OHSS（卵巢過度刺激症候群）的風險。再加上後面會提到的GnRH Antagonist治療法問世後，長療程的優勢盡失，因此施行的案例數也隨之減少。

請各位要有個觀念，那就是即便統稱為刺激法，選用的藥物、使用期間、投藥時機還是會依治療法有所差異，每間醫療院所也可能會有不同。

表5－2是卵巢刺激法的常見藥物。

規劃投藥計畫時，會從中組合搭配數款藥物，透過看診觀察情況，以調整藥物種類、用量及取卵時機。

	特徵
	同時含有卵泡發育所需的 FSH（卵泡刺激素）與 LH（黃體刺激素）之排卵誘發劑，是體外受精時，能培育多數卵泡的代表性注射藥物。 針對口服藥物成效不佳患者，亦會使用少量 hMG 於一般不孕症治療。 是以含有大量 FSH 與 LH 的停經女性尿液提煉而成的生物來源製劑。
	能在體外受精時培育多數卵泡。 與上述的 hMG 雖然同為生物來源製劑，但會去除掉大部分的 LH（黃體刺激素），幾乎只剩 FSH（卵泡刺激素）。但卵泡成長還是需要 LH，因此適合投用在能自己分泌足夠荷爾蒙的年輕患者。
	經由基因工程製造而成的純 FSH（卵泡刺激素）。能在體外受精時，培育多數卵泡。適合投用在能自己分泌足量 LH（黃體刺激素）的年輕患者。 備有能讓病患自我輕鬆打針的注射筆，屬昂貴藥劑。 亦會以形成精子為目的投用於男性身上。
	進行時機療法、人工受精、卵泡較少的患者以溫和刺激法做體外受精時，會優先選擇的藥物。 會對腦部下視丘的受體作用，促進分泌大量 FSH（卵泡刺激素）與 LH（黃體刺激素），培育卵泡並使其得以排出。雖然能有效地培育卵泡，但存在著不易形成 LH 升高（參照 P131），不易生成子宮內膜，以及使子宮頸黏液減少的副作用。
	使用於溫和刺激法。 會對腦部下視丘帶來作用，促進 FSH（卵泡刺激素）的分泌，使卵泡得以生長。較無子宮內膜變薄的副作用。
	使用於溫和刺激法。 能夠阻礙製造雌二醇的酵素，抑制雌二醇形成，促進腦部下視丘分泌 FSH（卵泡刺激素），使卵泡發育。對子宮內膜與子宮頸黏液的影響較少。
	在一般不孕症治療、體外受精時能取代 LH（黃體刺激素），啟動排卵機制。屬於較不易出現 OHSS（卵巢過度刺激症候群）副作用的藥物，適合卵泡數稀少，存在 OHSS 風險的患者。卵泡較多的多囊性卵巢症候群（PCOS）患者則應選擇下述的 GnRH Agonist 治療法。
	新型的類似物用藥（參照 P162）。會在體外受精的 Antagonist 治療法（P165）時短暫使用，透過急速增加現象（P163），啟動排卵機制。 售有噴鼻劑與注射用 2 種類型。幾乎不會引起卵巢過度刺激症候群，因此能夠提升卵泡數過多及患有多囊性卵巢症候群取卵時的安全性。
	與上方為相同藥物，但長期使用會出現下降調節（參照 P163），減少 LH（黃體刺激素）的產生，因此也能用來抑制取卵前的排卵。 長期用來治療子宮內膜異位症時，會因缺乏雌激素，出現發熱、肩膀僵硬、頭痛等副作用。
	新型的類似物用藥。 以體外受精的 Antagonist 治療法培育好卵泡後，就會使用此藥物，控制自體的 LH（黃體刺激素），抑制取卵前就先排卵。 優點在於用藥期間短且藥劑量少。
	一般用來做為非類固醇類的鎮痛消炎藥。 能夠抑制一種名為前列腺素，在體外受精時，影響卵泡是否容易破裂的荷爾蒙形成，降低還沒取卵就已排卵的機率。

表 5-2 使用於卵巢刺激法的常見藥物

使用目的	投藥方法	常見商品名稱	一般名稱	藥效分類名稱
培育卵泡	注射	HMG INJECTION TEIZO、Ferring、HMG F	人類停經後促性腺激素注射劑	人類停經後促性腺激素（hMG）製劑
	注射	GONAPURE INJECTION、FOLYRMON-P injection	精製停經後促性腺激素	卵泡成熟激素（FSH）製劑
	注射	Follistim、Gonalef	Follitropin alfa（基因改造）＊一般稱為 r-hFSH。	基因改造卵泡刺激素（FSH）製劑
	口服	Clomid	可洛米分檸檬酸鹽（Clomifene）	排卵誘發劑※
	口服	Sexovid	Cyclofenil	
	口服	Femara、Arimidex	Letrozole	芳香環轉化酶抑制劑
促進排卵	注射	HCG Mochida for Intramuscular Inj.、GONATROPIN FOR INJECTION、注射用 HCG F	人類絨毛膜促性腺激素注射劑	人類絨毛膜促性腺激素（hCG）
	噴鼻	Suprecur、BUSERECUR	Buserelin acetate	GnRH 衍生物製劑 ＊一般稱為 GnRH Agonist（Agonist）。
	注射	Lucrin（進口）	Leuprorelin acetate	
預防取卵前排卵	噴鼻	Suprecur、BUSERECUR	Buserelin acetate	GnRH 衍生物製劑 ＊一般稱為 GnRH Agonist（Agonist）。
	注射	Cetrotide、GANIREST	Cetrorelix acetate Ganirelix acetate	GnRH Antagonist 製劑（Antagonist）
	口服	DICLOFENAC SODIUM SR CAPSULES、Voltaren	Diclofenac Sodium（NSAIDs）	持續性陣痛、抗發炎劑

※一般而言，「排卵誘發劑」是指使用於卵巢刺激法的所有藥物，但在日本亦會做為標準商品分類所制定的藥效分類名使用。

自我注射法

培育卵泡的藥物可分為口服藥與注射藥。請各位記住，基本上口服的藥效較弱，注射藥效較強。GnRH Agonist（參照P 162〈新型「類似物用藥」的機制〉）則是分為噴鼻型與注射型。

採注射治療的所需天數為10～13天，有時甚至要每天注射。對患者而言，每天必須前往診所不僅麻煩，診所也會變得很擁擠。為避免類似情況發生，現在許多專門診所都會採取「基本上由患者自行注射」的原則。

首次帶回家中注射時，護理師會事前給予指導，讓患者能確實注射。注射位置為腹部。剛開始要先用空針將藥物抽出備妥，消毒施打位置後，以單手捏起要下針的皮膚，再以另一手注射。既然是打針，當然會痛，但基本上會使用比醫院更細的針，因此疼痛程度較小。

針對不敢自己把藥物抽入空針的患者，淺田則是會在診所事先將藥物放入針內讓患者帶回。患者需帶回與打針次數相同的針劑數。部分藥物更推出形狀完全不像注射針，藥物已事先裝入容器中的「注射筆」。

人類停經後促性腺激素（hMG）是培育卵泡時，最具代表性的注射藥物，是由停經婦女尿液中提煉而來。當卵子反應變差時，就會分泌大量的FSH（卵泡刺激素）與LH（黃體刺激素），經過不斷地萃取精製，製成無傳染病疑慮的藥物。

雖然培育卵泡主要是FSH（卵泡刺激素）的工作，但排卵時還是需要適量急遽增加的LH（黃體刺激素），因此若要培育大量卵泡，FSH與LH的互搭作用就很重要。各藥廠則是會推出作用配比帶有些微差異的產品。

近年，隨著基因改造技術的進步，不使用生物來源原料的FSH——「重組卵泡刺激素（rFSH，recombinant FSH）」問世。價格雖然昂貴，但有推出自己也能輕鬆打針的注射筆產品。然而，卵泡發育過程還是需要LH（黃體刺激素），因此rFSH較適合能自我分泌足量LH的患者。

hCG與hMG注射藥物有引發OHSS（卵巢過度刺激症候群）的風險，因此在使用上務必多加留意（參照P135～）。

能夠抑制自我荷爾蒙促進排卵的GnRH Antagonist也有推出注射型藥物。決定何時開始注射有2種方法，一種是事先決定「開始刺激法後第幾天」注射，另一種則是依卵泡大小決定的彈性法，後者的優點在於能盡可能地減低用藥量。

新型「類似物用藥」的機制

經超音波檢查確認卵泡已經長成後，將施打替代ＬＨ（黃體刺激素）的「人類絨毛膜促性腺激素（ｈＣＧ）」，如此一來，大約36小時後就會排卵。然而，針對有ＰＣＯＳ（多囊性卵巢症候群）傾向的患者，為了避免出現ＯＨＳＳ（卵巢過度刺激症候群），會使用「GnRH Agonist」，確保安全的體外受精，這也是目前不孕症治療相當重要的環節。

GnRH Agonist 與 GnRH Antagonist 是人稱「類似物（analogue）」的新型藥物。

所謂「類似物」，其實就是與荷爾蒙極為相似的藥物，能讓擁有相似荷爾蒙受體的細胞作用增強或減弱。用在不孕症治療的類似物與腦部下視丘分泌的ＧｎＲＨ（促性腺激素釋放素）非常相似，可分為能讓負責分泌ＦＳＨ與ＬＨ的腦垂體受體起作用的 GnRH Agonist 與 GnRH Antagonist ２種。

類似物本身還可分為提高擁有受體細胞作用的「致效劑（agonist）」與抑制作用的「拮抗劑（antagonist）」。

「致效劑」的 GnRH Agonist 在Ｐ158～159的表５－２中，列有「促進排卵」與「預防取卵前排卵」２種使用目的，這是因為投藥的時間點不同，會出現完全相反的效果。

開始使用 GnRH Agonist 後，腦垂體會受騙並開始形成大量ＧｎＲＨ。接著，會出現分泌大量ＦＳＨ（卵泡刺激素）與ＬＨ（黃體刺激素）的「急速增加（flare up）」現象（下頁圖５－４）。

不同於將荷爾蒙精製後由外送入體內的ｈＣＧ製劑，類似物是讓患者體內自有的荷爾蒙（內因性荷爾蒙）得以增加。由於是使用內因性ＬＨ，半衰期較ｈＣＧ短，這也是為何 GnRH Agonist 不會引起ＯＨＳＳ的緣故。然而，此狀態並無法持久，過陣子腦垂體便會使受體減少，出現無法釋放ＦＳＨ與ＬＨ的「下降調節（down regulation）」現象。

因此，短期間使用 GnRH Agonist 能讓ＦＳＨ與ＬＨ增加，長期間使用則會使ＦＳＨ與ＬＨ減少。

另一方面，不讓受體與患者自體荷爾蒙結合的「拮抗劑」GnRH Antagonist 會持續減少ＦＳＨ與ＬＨ，因此能立刻抑制體內的荷爾蒙量。站在停止腦垂體荷爾蒙分泌的觀點來看，GnRH Agonist 與 GnRH Antagonist 算是相同屬性的藥物，但後者具速效性，短期間使用即可，因此還能減少用藥量。

圖 5-4 Agonist與Antagonist的作用機制

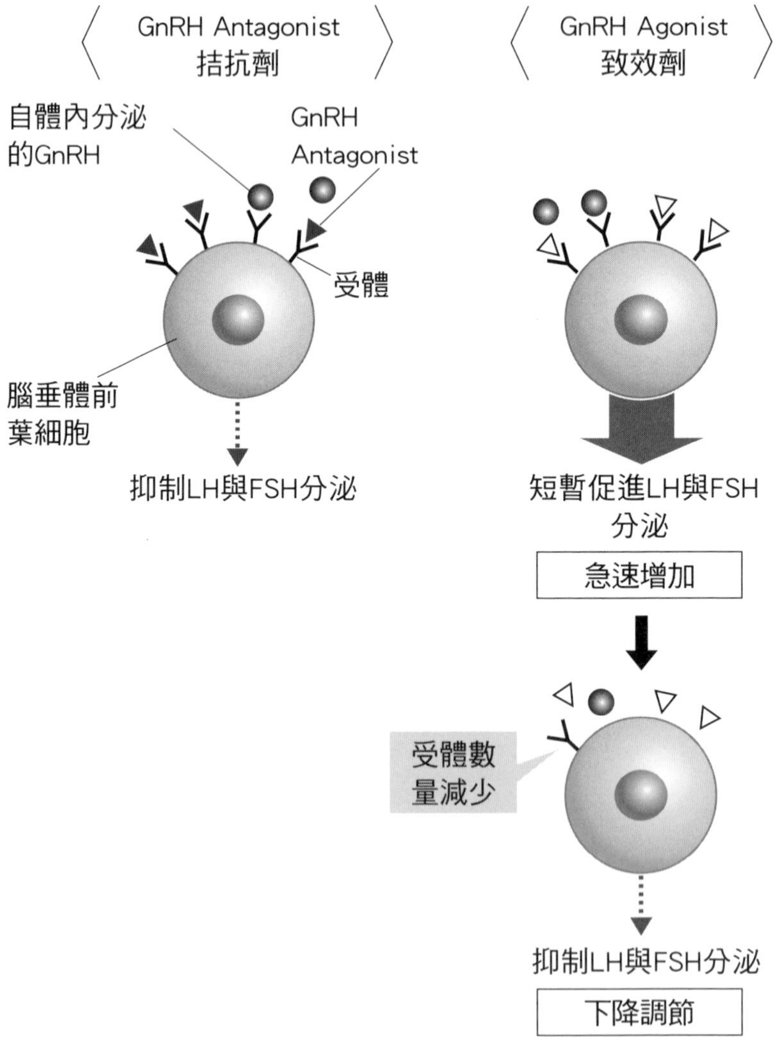

GnRH Agonist 短暫促進LH與FSH分泌後，過陣子就會開始出現抑制分泌作用。

「GnRH Antagonist」治療法的時程

接著向各位介紹控制性卵巢刺激法中，「GnRH Antagonist」治療法的範例之一。與過去常見的長療程相比，「GnRH Antagonist」治療法的優勢在於用藥量不僅較少，即便採集了大量卵子，也不會造成OHSS（卵巢過度刺激症候群）。就目前的世界趨勢而言，卵子尚有優勢的患者都會將此療程視為第一選擇。

決定施行GnRH Antagonist治療法後，會在取卵前一週期的第5天開始投藥。於前一周期開始服藥有幾個目的，簡單來說就像是料理的前置準備。當卵泡們成長至取卵週期時，大小將開始出現差異，若是像平常一樣受到荷爾蒙作用，就會變得大小不一，掌握取卵時機點的難度也會增加，因此必須靠藥物抑制荷爾蒙。

投用的藥物包含有雌二醇（商品名為Julina等）、黃體素（商品名為Norluten）等，但部分機構也會使用口服避孕藥。停用這些藥物的3～4天後子宮內膜就會剝落，並出現機制與月經相同的縮退性出血（withdrawal bleeding）現象。取卵前一週期的看診次數約為2次。

出現縮退性出血的第1天可視為月經週期首日，等同於正式進入取卵週期。接下來會透過診察確認過程並做微調，但基本上會採行圖5－5的投藥時程。

取卵週期的第1次看診大約會是在月經週期的第3天，不過並沒有嚴格要求非這天不可。月經有可能一大早就來，也有可能半夜即將邁入隔天的時候來，因此，各位只需掌握「大約第3天」的原則。

即便是自然懷孕，該期間的FSH（卵泡刺激素）也會增加，因

圖5-5 GnRH Antagonist治療法時程範例

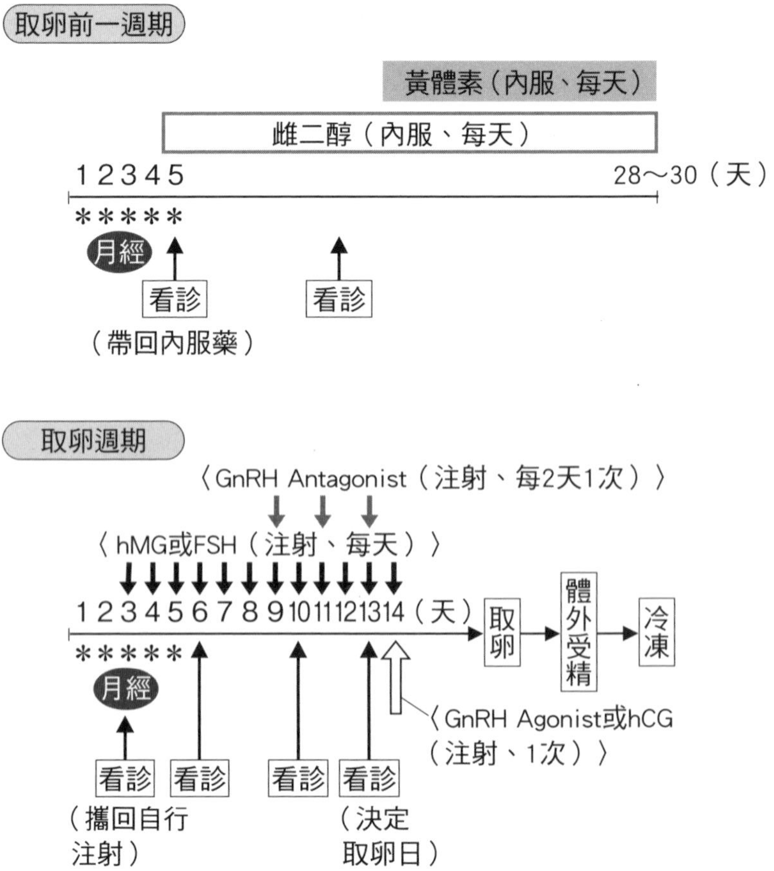

此，在生殖醫學會將當天的值視為「FSH基礎值」。

看診時會透過超音波檢查卵巢中的卵泡大小與數量，並抽血檢驗FSH（卵泡刺激素）、LH（黃體刺激素）、雌二醇（E2）這些主要荷爾蒙的狀態，決定適合患者的藥量、藥類與投藥方法。

若想要有較高的受孕率，詳細的投藥時程就必須完全客製化。即便患者條件一致，投用相同藥物實際上也有可能出現不同的身體反應。

培育卵泡的藥物會在取卵週期的第1次看診時讓患者攜回，並每天於家中持續自我注射。當卵泡長至15～16mm時，便會開始施打GnRH Antagonist，針對荷爾蒙值、預估取卵數等做全盤性評估，並訂出能採集較多成熟卵子的日期為取卵日。

此外，為了避免取卵前卵子就先排出，導致過去打針的努力全化為泡沫，這時需注射GnRH Antagonist，抑制體內LH的分泌。GnRH Antagonist為每2天施打1次。一般而言會施打3次左右，但也有超過3次的案例。

當卵泡成熟長至20mm的大小，就表示已經做好離開卵巢、隨時都能精子相遇的準備。然而，這還是會受到年齡、剩餘卵子數、荷爾蒙值等因素影響。

評估卵泡是否真的成熟無法只看大小，還需根據雌二醇值、上一次的看診紀錄，以及醫師在診察時所接收到的整體「印象」，都是判斷時相當關鍵的要素。

最後，再注射1支hCG或GnRH Agonist便能取代「LH升高」，做好按下取卵啟動鈕的準備，這時才算是完成取卵的前置作業。接著，患者便能輕鬆地等待取卵，期間無需再做什麼事。卵子則會在這段期間完成發育階段最後的收尾任務。

接著，醫師會抓緊卵子已經成熟，但尚未從卵巢排出的時間點取卵。取卵時機太早會出現卵子還沒成熟的情況，太晚則會讓卵子自行從卵巢排出，導致無卵可取。

注射後36小時會啟動排卵只是一個大略的時間。其實在第6章也會提到，年紀愈大的人會出現愈晚取卵愈好的趨勢，因此，請各位記住大約是36小時即可。

從開始注射到取卵的天數會依每個人對藥物的反應速度出現差異，但平均約為14～15天，這段期間的回診次數為3～4次。

針對卵子數尚多的患者，基本上會推薦GnRH Antagonist治療法，積極培育多數卵泡。當卵泡數量過多時，會搭配GnRH Agonist，讓患者能夠安全地排卵。反觀，若卵泡數較少時，則會搭配短療程，針對更沒有籌碼的患者則需選擇溫和刺激法。卵巢刺激法的內容會依機構有所不同，但上述治療方向已是當今世界的潮流。

如何選擇卵巢刺激法

我們可以從年齡與AMH檢測值精準看出卵子的餘裕程度，做為該使用哪種卵巢刺激法的判斷基準。

判斷時並無統一基準，淺田則是根據診所的臨床數據，製成圖5－6的基準做為參考。

以往我們都是根據FSH（卵泡刺激素）值、竇狀卵泡數、過去的

圖 5-6　選擇卵巢刺激法時的參考依據

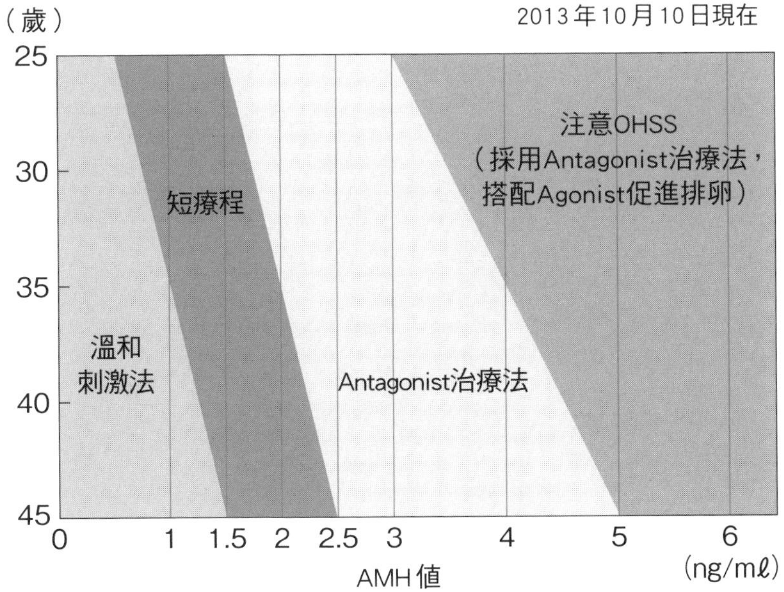

淺田利用年齡與AMH檢測值的臨床數據製成的基準。機構不同，選擇卵巢刺激法的基準也會不同。

治療病史與年齡為基準，來選擇刺激法，但現在可是必須相當重視AMH檢測。因此，針對年齡較高，但AMH值也偏高的患者，會推薦增加取卵數的Antagonist治療法。

然而，隨著整體的看診年齡不斷攀升，能夠透過Antagonist治療法讓多數卵泡成長的患者數卻是逐年減少。相對增加的則是適合卵泡數較少患者，同屬刺激法的短療程與溫和刺激法。

短療程和Antagonist治療法一樣，都需在取卵前一週期投藥，但短療程會配合取卵週期月經的開始，施打hMG及使用GnRH Agonist噴鼻劑。由於治療對象是沒有OHSS（卵巢過度刺激症候群）疑慮的少卵泡數患者，因此會採行強烈刺激。短療程的最終目標是取得超過5～6個卵子，算是介於另外2種方法之間的治療法。

溫和刺激法適合卵子數更少的女性。透過藥物維持卵泡的數量，為的就是確保來到選擇階段（Selection，從長大的複數個卵泡中決定排卵的卵子）時，不會消失到只剩下1個卵泡。由於卵泡數量稀少，這時就算施用大量荷爾蒙，也起不了什麼作用。

溫和刺激法目標的取卵數為1～3個。這樣的數量其實很難讓人順利懷孕，但只要重複數個週期，累積取卵數的話，還是有機會受孕。然而，年紀較大者懷孕後卻很容易流產，因此成功產子的難度可說相當高。

淺田2014年在診所施行3312個週期的取卵件數中，搭配溫和刺激法的件數約占3分之2，為2094件。即便體外受精的件數增加，高成效的治療案件占比卻是減少的。

採行溫和刺激法時，取卵前一週期無需做任何前置準備，只要在月經週期第3天首度就診，並攜回藥物。基本上只會有以Clomifene為主的口服藥物，需每天服用。有時也會搭配每2天施打1次hMG增加刺激。當卵泡長大後，就會施打hCG並取卵。每個人卵泡長成的天數差異甚大，有些人甚至需要2～3週。

再加上年紀愈大，卵子數愈少，甚至來到無法採行溫和刺激法的情況。由於這些患者體內的FSH（卵泡刺激素）與LH（黃體刺激素）增加，因此就算不施用藥物，身體也會呈現像是持續注射藥物的狀態。

對此，我們會改投用雌二醇，讓腦下垂體前葉誤以為卵泡已經發育完成，透過卵巢刺激法除外的各種方法來因應。使用雌二醇的治療法將於第6章做詳述。

不使用藥物的自然週期法受孕率極低

卵巢刺激法除了已經介紹過的溫和刺激法、控制性卵巢刺激法，還有不使用藥物，名為「自然週期」的治療法，在日本頗為常見。自然週期法雖然沒有明確定義，但並不是能夠採集多數卵子的方法。

根據日本婦產科醫學會公布有全國體外受精成績的「ART資料手冊」，日本的體外受精施行件數中，採用自然週期法的占12.4%，相信這當中應該包含了在接受控制性卵巢刺激法時，使用排卵誘發劑出現嚴重副作用而感到不適的患者。

圖5-7 英國官方單位針對如何施行刺激法所推出的指導手冊

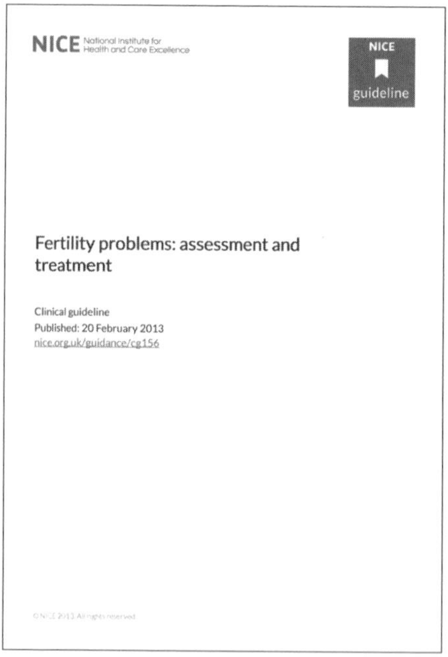
NICE National Institute for Health and Care Excellence

NICE guideline

Fertility problems: assessment and treatment

Clinical guideline
Published: 20 February 2013
nice.org.uk/guidance/cg156

英國國家健康與照顧卓越研究院（NICE）遵循醫學根據，彙整出具體內容的不孕症治療指導手冊。日本並無相仿的文件，每間機構的治療方針差異甚大。

Fertility problems: assessment and treatment, Clinical guideline (nice.org.uk/guidance/cg156)

由於自然週期法的受孕率不高，因此國外幾乎不推崇此治療法。受孕率的高低順序分別為控制性卵巢刺激法、溫和刺激法、自然週期法。

在英國有個名為「國家健康與照顧卓越研究院（NICE，National Institute for Health and Care Excellence）」的組織，專門謹慎檢討高可信度的醫學論文，並製作官方指導手冊。NICE亦針對不孕症治療編撰了診療指導手冊，當中便有提到自然週期法（圖5－7）。根據網路上任誰都能閱覽的內容指出，2013年發行的新版手冊列入了下述的「建議事項」。

・需告知女性，搭配Clomifene與Gonadotropin（筆者註：hMG製劑等）卵巢刺激法的體外受精受孕率會比自然週期的體外受精受孕率更高。
・勿向女性提案自然週期法之體外受精。

（引用自「Fertility problems: assessment and treatment,Clinical guideline」）

令人相當訝異的是，在日本相當多人選擇的方法，在英國卻被官方視為「勿主動提案」的選項。英國的不孕症治療費用是由國家支付，或許輿論也不允許將稅金花在效率不佳的治療法上。然而，女性本身就應具備受孕率相關的知識，專家也會給予教導，因此實在很難理解國家間為何存在這樣的落差。

當然，這並不是指自然週期法的體外受精無法受孕。在英國，診療指導手冊也沒有強制使用Clomifene與Gonadotropin，有醫學或宗教考量的患者還是能與醫師討論。

話雖如此，若沒有什麼特殊因素必須避免使用藥物，尤其是不同的刺激法會開始出現結果差異、30多歲後半的患者們，務必仔細思考受孕率後再做判斷。

從取卵到驗卵

取卵屬於經陰道的手術。取出卵子是醫師的工作，這時會先通過陰道，以經陰道的超音波探頭搭配穿刺針做穿刺，邊觀察超音波的螢幕畫面，邊刺向一個個的卵泡，連同卵泡液將卵子一起吸出（圖5－8）。

穿刺針會刺穿陰道壁進入卵巢，接著再朝卵巢中的卵泡前進。穿刺針的大小約19～20ga（gage，一種尺寸的計量單位），比抽血用針稍粗。

取卵時可以邊看超音波畫面邊進行。若是有形成些許卵泡，就能從畫面中看見許多黑色圓形物被一個個地吸出消失。

取卵時若使用麻醉，那麼只有在注射麻醉藥時會感到疼痛，並透過點滴靜脈麻醉。

取卵所需時間會依是否麻醉，以及取卵個數而不同，就算是麻醉後

圖 5-8 取卵的方法

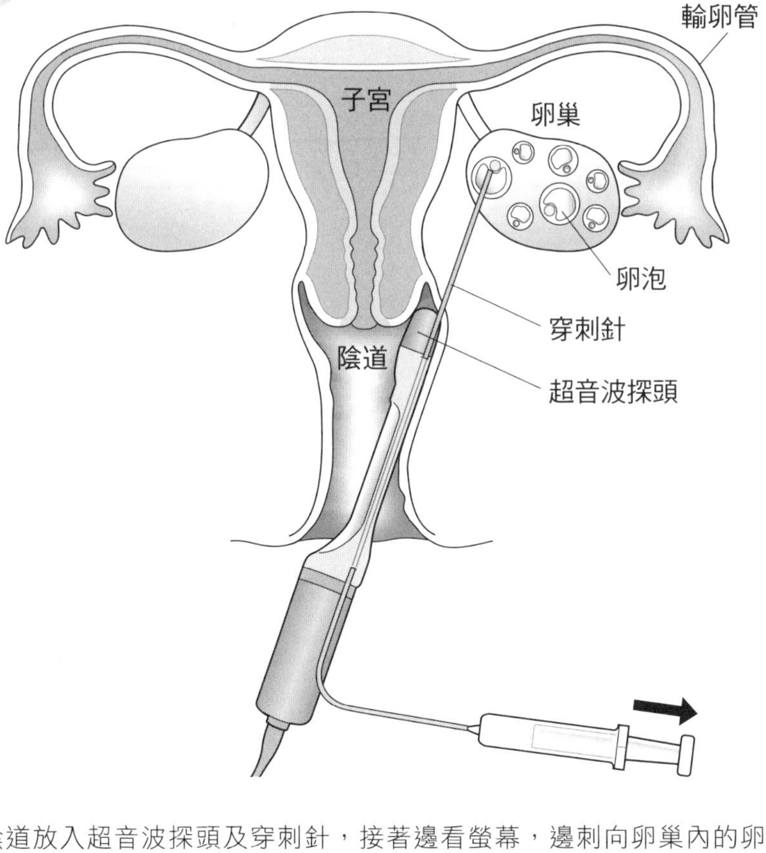

從陰道放入超音波探頭及穿刺針，接著邊看螢幕，邊刺向卵巢內的卵泡，從中將卵子連同卵泡液吸出。

取20個左右的卵子，大約也只需要10～20分鐘便能結束。

取卵後，患者會被移到恢復室的病床休息。新式麻醉已經不像以前一樣會讓人覺得不舒服，還能很快甦醒。麻醉退後，再休息1～2小時便可返家。

取出的卵子會一個個地放上培養皿（直徑3cm左右的塑膠製專用小盤），立刻由胚胎學家在顯微鏡下觀察確認，此動作稱為「驗卵」。將卵子取出體外後，胚胎學家的技術與培養室的設備將會影響受孕成果。

對人工生殖技術機構而言，負責接收並培養卵子的培養室就像心臟般的存在。圖5－9是淺田診所的培養室，取卵室與培養室位置相鄰，牆面還有一個能交付裝有卵子培養皿的窗口。胚胎學家會透過螢幕觀看取卵情況，並在培養室的顯微鏡前等待，因此能以最短距離從窗口接收現取的卵子。

圖5-9 培養室一景

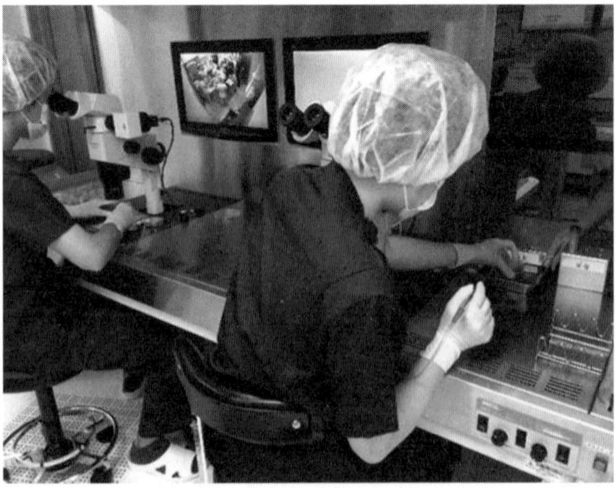

胚胎學家從窗口接收了放有現取卵子的培養皿（圖片右方）後，會透過顯微鏡確認卵子的情況（淺田女性診所培養室）。 拍攝／河合蘭

現取卵子後，卵泡中仍充滿著為卵子供給營養的顆粒性細胞，因此肉眼也能看見培養皿中像蛋白一樣的糊狀物（圖5－10）。

當中應該會有約0．1mm大的卵子，這時胚胎學家就會在顯微鏡下尋找卵子。找到卵子後，會連同顆粒性細胞移至裝有培養液的專用培養皿中。接著將培養皿放入培養設備，盡可能地讓環境接近胎內（圖5－11）。

取卵，並不表示能從超音波檢查看見的所有卵泡中取得卵子。以顯微鏡觀察取出的卵子呈現各式各樣的狀態，因此會被賦予不同的名稱。取出後發現並未完全成熟的叫「未成熟卵子」，有些卵子則是出現變性（oocyte degeneration），裡頭的卵細胞已經死亡，僅剩外殼。

若發現取出的卵子變性，想必患者一定會相當失望。但年輕人也可能出現卵子變性，年紀的增長並不會讓此情況增加。這是大自然的安排，我們也只能接受。

未成熟卵子並不代表品質差，而是指體外受精技術尚不純熟，太早取出的卵子。取

圖5-10 剛取出的卵子

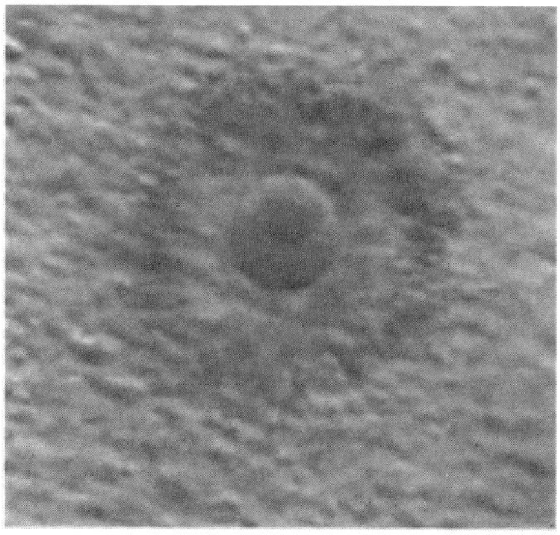

卵子位於中間，其四周帶有顆粒性細胞，因此看起來有點模糊。

卵時無法完全排除未成熟卵子，但只要醫師仔細評估取卵的時間點，便能減少未成熟卵子的數量。

光靠大小是無法充分掌握卵泡成熟度的，年齡與剩餘的卵子數也須納入考量。年紀愈大，卵泡的生長速度愈慢，若是比照年輕人的方式，「當卵泡長到〇〇mm大時，就施打hCG製劑」的話，只會讓未成熟卵子的數量增加。

圖5-11 用來培育取出卵子的培養設備

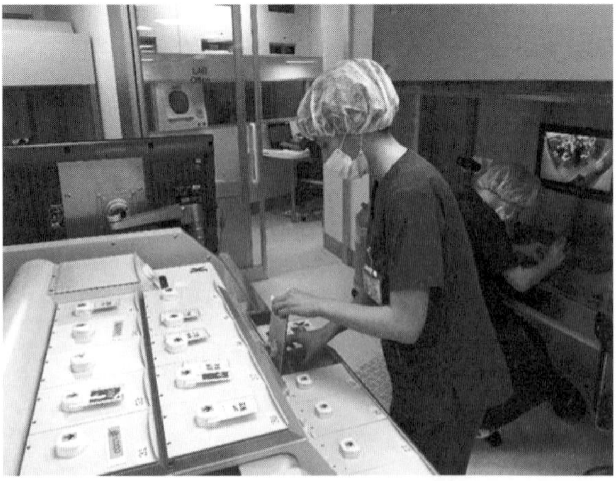

胚胎學家正在將裝有卵子的培養皿，放入仿照子宮內低氧環境的培養設備。培養設備採獨立空間設計，能個別存放每位患者的卵子（淺田女性診所培養室）。　拍攝／河合蘭

以和體內相同的低氧環境培養胚胎

女性取卵的同時，男性也需在體外受精時提供精液。採集精液的方法與人工受精時說明

的方式相同（參照P121）。將精液調整成容易受精的狀態也是胚胎學家的工作。以微量吸管（micropipette）將調整過的精液放入裝有卵子的培養皿稱為「培養皿受精」（圖5－12），此動作亦由胚胎學家執行。結束培養皿受精後，會置於培養設備中一晚。

放入培養皿中的精子既沒有眼睛也沒有鼻子，但很神奇的是，竟然能知道卵子所在的方向，並全部朝卵子游去。我們目前尚未了解其中的機制。精子們好不容易圍住卵子，接著開始釋放酵素，努力地突破卵子外壁（透明帶）。

一般而言，在胎內能夠來到卵子所在處的精子數大約是100～1000個不等，據說要有這麼多的精子，才能在輸卵管發生自然受精。反觀，體外受精時所需的精子數大約是10萬個。培養皿受精時，會先依照精液檢查的要領，透過顯微鏡觀察並計算精子數，接著，再將符合數量的精子放入調整過的精液中。

若精子總量較少，會降低培養皿受精的機率。這時可改為評估直接將精子放入卵子的顯微受精。

培養皿受精19小時後便能確認是否受精成功。

圖5-12 於體外進行的「培養皿受精」（示意）

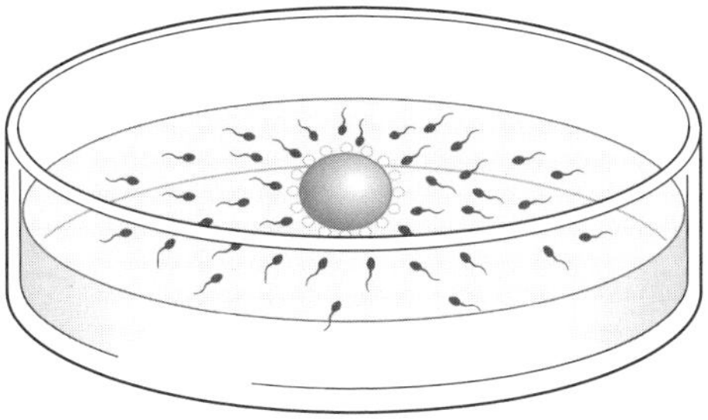

在放有卵子（中間）與培養液的培養皿中，小心地注入調整過的精液並等待受精。

成功受精的受精卵能夠觀察到2個「原核」，這時便能確定已順利受精。

這2個原核分別是帶有卵子DNA的「雌原核」與帶有精子DNA的「雄原核」。不久後2個原核就會結合為一，並從父母雙方獲得各半的DNA，成為胎兒的核。

細胞則是會在隔天開始複製核，從2個細胞變成4個細胞，並在第3天增加至8個細胞。過了4天，細胞們會彼此相連，形成桑椹胚，並在第5天變成中間有個空腔的「囊胚」。若是自然受孕，受精卵在囊胚階段就會抵達子宮（參照P70圖2－14）。

囊胚的細胞數會來到100個左右，接著開始分化。成人身體大約是由60兆個細胞組成，分化會讓絕大多數的細胞成為功能上有所差異的獨特細胞。細胞雖然原本能夠成轉變為各種類型，但最後只會找到成為某種特定細胞時所需的基因，並且看不見其他基因，接著形成應有的細胞型態。

圖5-13 人類的受精卵也會「孵化」

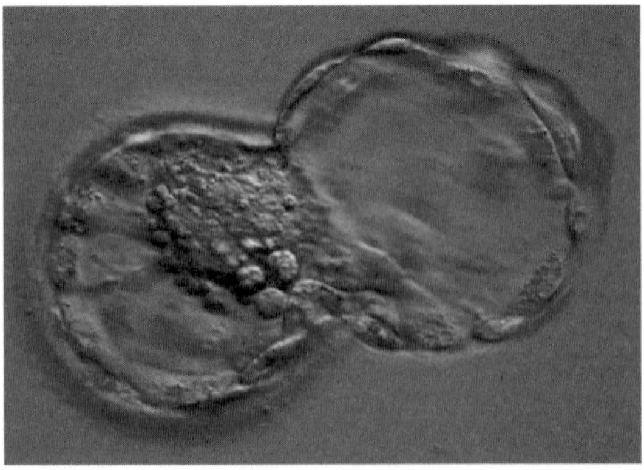

受精卵孵化（hatching）瞬間。右邊是準備從透明帶逸出的囊胚。離開透明帶後，胚胎就會朝著床邁進。

這時的囊胚已經不再是相同圓形細胞聚集的塊狀體。包裹在受精卵外圍，於透明帶內側呈圓圓鼓起狀的，是接下來即將成為胎兒的「內細胞團」。整個包覆著內部的「滋養層（trophoblast）」細胞在著床後就會變成胎盤。

當囊胚變大成為「擴張的囊胚」後，受精卵就會像是退去外殼般，從透明帶逸出。此過程又稱為「孵化（hatching）」（圖5－13）。

為了讓孵化順利，亦有透過雷射切斷卵子透明帶的「輔助孵化術（Assisted Hatching）」。

近期更開發了能夠透過螢幕畫面，觀看縮時攝影影像（能將時間快轉的影片／圖5－14）的培養設備，藉此觀察孵化過程。培養設備內建攝像機，因此能夠定期並持續拍攝胚胎。受精卵分裂，細胞增加後會稱為「胚胎」，這時胚胎學家無需開啟設備，就能從外部掌握胚胎的狀況。

若要普及還需要點時間，但有了能夠縮時攝影的「Time-lapse 縮時攝影影像系統」後，就能更輕鬆地確認形成的2個原核。當原核的核膜消失，2個原核融合為一時，因為DNA實在太細，會變得無法看見任何東西。正常受精的證據現身期間非常短暫，因此，若是在胚胎學家沒注意到的時候受精結束，就有可能出現判定為「未受精卵」的風險。

導入 Time-lapse 縮時攝影影像系統的優勢，除了能夠避免遺落掉正常的受精卵，還能確保培養設備內處於更穩定的低氧特殊環境。

若沒有 Time-lapse 縮時攝影影像系統，每次觀察胚胎都必須從設備取出，但對於胚胎而言，我們所生活的環境可是跟胚胎原本的環境有著天壤之別。

培養設備被營造成與輸卵管及子宮內極為相似，也就是受精卵原本所處的環境。是個溫度為37℃，氧氣濃度僅5％，二氧化碳濃度維持在6％的低氧環境。一般空氣的氧濃度為20％，二氧化碳濃度則是0．1％，因此兩者差異極大。

培育胎盤所需的環境，其實與我們的老祖先細胞—真核細胞當時生成的地球環境相似，這不禁讓人想起，個體的產生等同於演化過程不斷重複的說法。

圖 5-14 Time-lapse縮時攝影影像系統

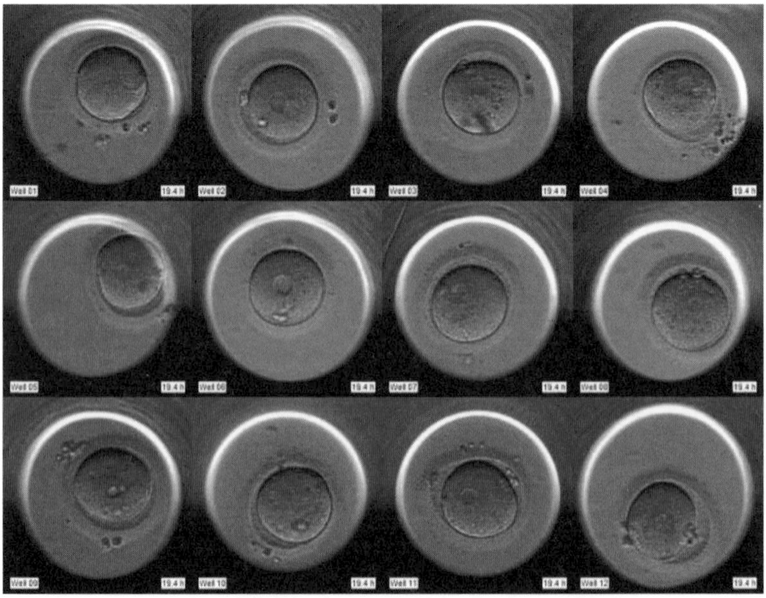

無需打開培養設備，就能確認裡頭的胚胎狀態，並留下影片紀錄。亦可透過電腦確認，點選影像後，便能觀看12個胚胎的成長動態。

評估胚胎的方法

評估胚胎時，會依形態分成不同等級。評估胚胎其實有各式各樣的基準，施行體外受精的醫療院所應會讓患者觀看形成的受精卵照片，並加以說明。

下頁的圖 5－15 便是最傳統的基準，是由淺田曾經留學過的瓊斯生殖醫學中心的 Veeck 所建立之分類基準。該基準認為胚葉形狀與大小均勻，細胞碎片（fragment）較少的胚胎較好。

Gardner 評分法是知名的胚胎分類法。初期胚胎與囊胚的評估方法不同。Gardner 評分範圍從已形成小內腔的囊胚到長大且透明帶脫落的囊胚，將囊胚分為 6 個等級。另外，再以 A、B、C 3 個等級，評分會變成胎兒的內細胞團與會成為胎盤的滋養層細胞。舉例來說，若胚胎擁有形狀完整漂亮的內細胞團與滋養層細胞，且透明帶脫落，那麼此胚胎就屬於「6AA」等級。

評分會以目視進行，因此胚胎學家必須經過充分訓練，才能做出相同的評分判定。近期，隨著 Time-lapse 縮時攝影影像系統與胚胎的遺傳性檢查等新技術的不斷進步，讓我們得以掌握到既有評分法的不足之處。雖然評分較高的胚胎相對容易成長並生下胎兒，但並無法百分之百保證能夠順利生產，低評分胚胎的出生案例也不是那麼的稀罕少見。

圖 5-15 評估初期胚胎的方法之一

等級 1

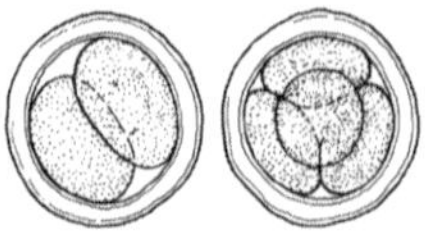

無細胞碎片（fragment），細胞分裂均勻。

等級 2

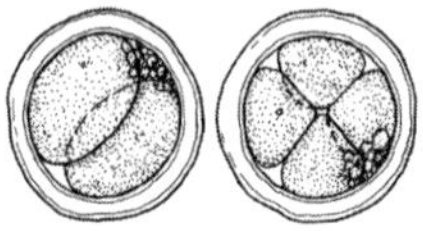

發現少量細胞碎片，但細胞分裂均勻。

等級 3

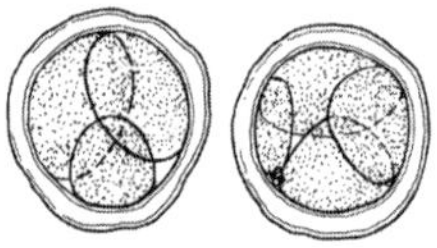

發現少量細胞碎片，且細胞分裂不均勻。

等級 4

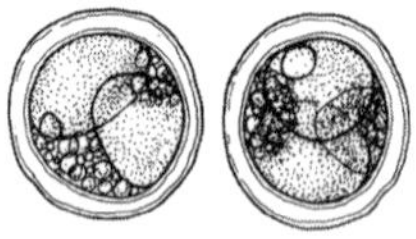

發現大量細胞碎片，且細胞分裂不均勻。

等級 5

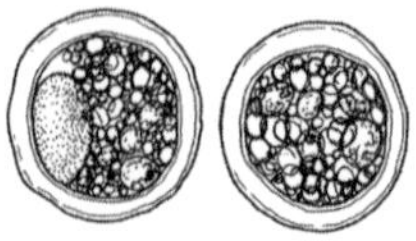

發現相當大量的細胞碎片，且細胞分裂不均勻。

由瓊斯生殖醫學中心的Veeck所建立的胚胎評分法。會以胚葉的形狀與大小、細胞碎片（看起來像是細顆粒的部分）多寡，依等級好壞由1～5做分類。

資料來源：Veeck, L. L., Atlas of the Human Oocyte and Early Conceptus Vol.2

此外，無庸置疑的是，胚胎的評分高低，與小孩出生後的健康狀態、學業成績完全沒有相關。被評為最高等級的胚胎長大成人後，還是有可能變成凶惡的罪犯，心想著「應該沒辦法成功受孕」的胚胎，說不定最後會是位偉大的天才。因此，我們完全無法從發育初期的細胞形體，來評判一個人的價值。

按住頸部後，精子就會動彈不得

胚胎學家在顯微鏡下戳破卵子外殼，並將精子注入其中稱為顯微受精（ICSI），而非培養皿受精。顯微受精是1992年正在比利時做研究的義大利籍博士 Gianpiero Palermo 率先向世界公開的技術。

但其實在這之前，全球早就已經開始著手研究，裡頭包含了不將精子置入卵子中，而是只有戳破透明帶的PZD（Partial Zona Dissection：部分透明帶切開法），以及將精子注入透明帶與細胞質間，名為「圍卵腔」部位的SUZI（Subzonal Insemination：亦稱為透明帶下精子注射法、圍卵腔內精子注入法）等技術。當時普遍認為，一旦細胞膜破裂，卵子就會死亡，因此將精子放入卵子中是很危險的。

其實，Palermo 博士的實驗室在進行SUZI時，胚胎學家不慎將精子放入細胞質中。但隔天發現裡頭已形成原核，才偶然發現原來將精子置入細胞質也是可行的。

淺田的老師——Lanzendorf 博士在瓊斯生殖醫學中心更是領先 Palermo 博士的顯微受精，成功透過顯微受精製造出人類的受精卵，但卻遲遲無法順利懷孕，因此在1988年停止這項研究。淺田原本就對顯微鏡下的受精技術深感興趣，因此接手了 Lanzendorf 博士未再使用的設備與藥劑，並自1993年開始以倉鼠卵子進行顯微受精實驗。

截至1988年為止，瓊斯生殖醫學中心都是先將精子置入零下20℃的環境冷凍後，再把無法活動、出現「制動（Immobilized）」反應的精子注入卵子，因此實驗總是出現瓶頸。

這時，淺田聽到了「據說在比利時會直接放入游泳（活著、會動的）的精子」的傳聞，於是將人類的活體精子試著放入倉鼠卵子中，果不其然，精子就只是不斷地在卵子中游來游去，使卵子遭受破壞。

接著淺田又聽到在比利時，有人用細吸量管（pipette）將精子按壓在培養皿底部，使其無法動彈的訊息，實際嘗試後確實如此。前述的瓊斯博士夫妻甚至飛往比利時，取得更多情報，讓瓊斯生殖醫學中心得以在諾福克成功實現顯微受精。

實際上，若要探討Palermo博士究竟有何大發現，那就是他注意到精子被按住頸部後，就會動彈不得的驚人特性，並將此特性運用在顯微受精（圖5－16）。即便精子無法活動，也不會對受精現象造成影響。

圖5-16 精子被吸量管按壓住的模樣

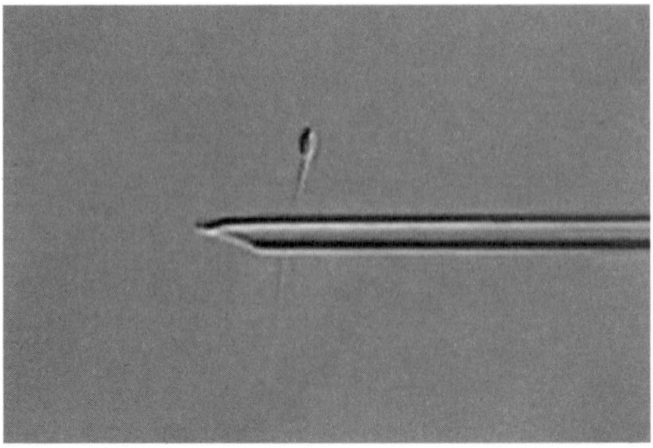

用細吸量管按壓住精子頸部稍微下方的部分，就能形成「制動」，讓精子動彈不得。

顯微受精發展至今，同樣會挑選位於好按壓的位置，且充滿活力游著泳的精子，並以細吸量管前端，輕輕地將精子按壓在培養皿底部。

接著再從尾部，將完全靜止不動的精子吸入細吸量管後，注入卵子的細胞質內。細吸量管的前端呈針狀，名稱為微細小管（Injection pipette）。

淺田在美國剛接觸到顯微受精時，最先是負責製作能輕鬆插入卵子的尖銳細吸量管，光這項任務就花費了半年的時間。由於當時並沒有現在市面上的細吸量管產品，因此淺田只能每天與細吸量管為伍。

為了能安全地施作顯微受精，淺田接著參與的是卵子內「紡錘體」位置的調查。

顯微受精開始之際，研究學者們其實有諸多擔憂，其中當然也包含了會破壞卵子結構。萬一不慎刺到細胞分裂時負責分配染色體的紡錘體，那麼卵子將無法進行細胞分裂。

透過螢光顯微鏡、雷射共軛焦顯微鏡調查大量卵子後，發現紡錘體會較常存在於第1次減數分裂形成的「極體」（第1極體）旁，即便分開，也會處於90度以內的位置（圖5－17）。若將一般顯微鏡也能看見的極體比喻成時鐘上的數字，只要將極體固定在12點鐘或6點鐘位置，並從3點鐘或9點鐘方向穿刺，就不用擔心會刺傷紡錘體（圖5－18）。

實際在施行顯微受精時，會使用可固定住卵子的細吸量管（Holding pipette），因此能將卵子固定於正確角度。

圖 5-17 卵子中紡錘體與極體的位置

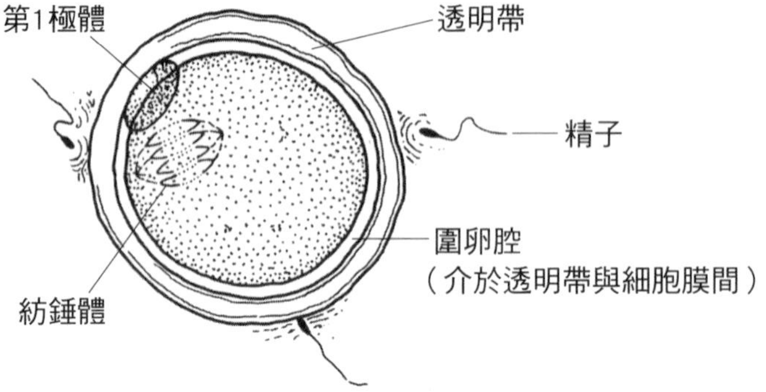

可以看見從卵細胞噴出了第1次減數分裂形成的第1極體。雖然無法看見位於細胞內的紡錘體，但紡錘體位於第1極體旁，不慎傷了紡錘體將會使卵子無法存活。

參考資料：Veeck, L. L., Atlas of the Human Oocyte and Early Conceptus Vol.2

圖 5-18 將精子放入卵子時的模樣

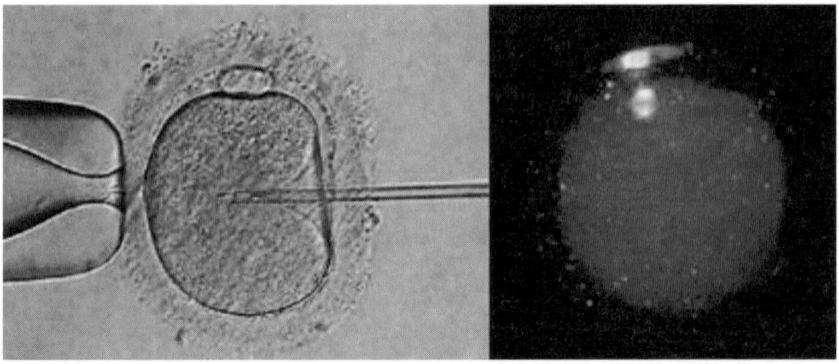

右圖上方發亮的部分，是透過特殊顯微鏡能夠觀察到，位於卵子內的紡錘體。左圖則是一般顯微鏡的影像。將卵子上方的極體固定於12點鐘位置，並從3點鐘方向插針置入精子，就能避免紡錘體受損，順利受精。

顯微受精數的增加

對於存在無精子症問題的患者而言，顯微受精可是令人相當振奮的技術，但最近卻有非無精子症患者施行件數增加的情況。

這背後的原因除了有顯微受精技術的進步外，還包含了無法順利取得卵子的人數增加。正如前方所述，好不容易取得的卵子並無法全部成為受精卵。更令人意外的是，經常會出現等到要受精時，才發現卵子竟然無法使用。然而，若不實際在培養皿受精，也無法得知結果為何。有些夫妻即便第1次受精成功，卻仍可能出現第2次失敗的情況。

對此，專門醫療院所在取得複數個卵子後，會選擇一般培養皿受精與顯微受精雙管齊下，採行名為「Split」的治療法。

2009年時，淺田將診所實驗室6位資深胚胎學家每年負責的1500件（每人平均）顯微受精施行術數據進行檢討後，發現學家們在顯微受精下的正常受精比為80．7%，反觀，同期間培養皿受精的正常受精比僅68．3%。

顯微受精講究的是經年累月學習的職人技術，機構水準也會帶來差異。因此，胚胎學家的技術好壞，可能會讓顯微受精與培養皿受精施行術的受精率相同，有些機構的培養皿受精成功率甚至更高。

對於有技術實力的機構而言，尤其是在面對「這可能是女性患者最後一個卵子」的情況下，一定會選擇能讓卵子成功受精率最高的方法。目前類似案例已是相當普遍。

在過去，若出現培養皿受精數小時或隔天受精卵反應不佳的情況時，才會進行顯微受精，因此又稱為「1-day-old ICSI」、「救援顯微受精（Rescue ICSI）」。但剛取出的卵子活動力最佳，這也讓一半培養皿受精用、一半顯微受精用的 Split 法更為普及。

顯微受精的施術對象範圍也隨之擴大。

雖然不少人擔心，生下的孩子會不會出現什麼特殊情況，但截至目前為止，並沒有聽聞因顯微受精引發問題的報告。然而，這類新技術還是需要透過長期追蹤持續調查。

不孕症治療Q&A

Q 孩子出生後，是否會進行追蹤調查？

在日本，厚生勞動省的研究團隊進行了「經人工生殖技術產下之胎兒長期預後驗證與人工生殖技術標準化」的相關研究。國外亦提出了比日本更多的研究報告。

從目前的情況來看，幾乎沒有聽聞因顯微受精或冷凍受精卵導致孩子異常增加的報告。

淺田的診所也發揮自己的棉薄之力，委請順利懷孕、從不孕症治療畢業的患者們，透過網路接受追蹤調查。針對有無先天性疾病與孩子發育成長的提問，患者們的回答並無異樣。2008～2013年期間接受胚胎植入的患者中，截至目前為止已有5929位，也就是相當於76%的患者協助調查，今後將會持續追蹤。其實從各類調查已可看出，隨著一般體外受精、顯微受精的胎兒出生人數增加，該群體的表現也更接近整體孩童的平均值。

Q 不孕症治療需花多少費用？

非健保給付的治療項目費用會依機構有所不同，淺田診所的收費如下，供各位做參考。

・初步基本檢查……血液檢查、超音波檢查、輸卵管攝影檢查合計約4～6萬日圓。
・時機療法……每一週期1～2萬日圓。
・人工受精……每一週期2～3萬日圓。
・體外受精……20多萬～80萬日圓（包含冷凍受精卵）。能取得的卵子數亦會影響費用多寡。另還需支付卵巢刺激所需的藥費，約2～30萬日圓。

・胚胎植入……每一週期12～16萬日圓（包含藥費）。

Q 雖然想嘗試體外受精，但經濟上有困難。是否有補助治療費用的制度？

不孕症僅部分使用健保給付，因此，日本特別為有不孕症煩惱者設立了「特定醫療支援事業」。只有前往「特定醫療支援事業指定醫療機關」，接受體外受精、顯微受精的患者才適用補助。

補助對象為經醫師診斷後，判定無法以體外受精、顯微受精除外之方法受孕，或是受孕機率極低的患者，且必須是具備合法婚姻關係的夫妻。此外，所得部分亦有限制，夫妻雙方所得總額（每年）不得超過730萬日圓。詳細規範是由負責執行的地方政府所制定，請各位上各地方政府的網站確認。

初次接受補助者的補助次數及妻子年齡限制規範如下：

・40歲以下……總計不得超過6次。
・40歲以上、未滿43歲……總計不得超過3次。
・43歲以上不適用。

每次治療可獲得的補助款為7萬5000～15萬日圓不等，僅首次補助的額度上限為30萬日圓。

部分地方單位更提供額外的補助項目。最近便有愈來愈多地方政府，針對從無精子症男性睪丸取得精子的「睪丸切片取精術（TESE）」給予補助。

Q 挑選體外受精的機構時，要特別注意哪些重點？

並不是所有婦產科都能施行體外受精，基本上還是要找專門診所或特別門診。每間專門機構對於治療的想法也會有所不同，建議各位可以先瀏覽網站或參加說明會。

由於每間機構的受孕率會有差異，筆者理解這是各位想了解的部分，但請務必注意，分母與分子的算法也會讓受孕率結果完全不同。

並非所有開始體外受精治療的患者都能將受精卵放回子宮。有些人可能連1個卵子都無法取得，有些人的卵子則是無法長成受精卵，甚至還有人的卵子在培養過程不幸死亡。因此，若分母為「接受治療者」，那麼受孕率就會偏低；若是「胚胎植入者」，數字就會整個拉高。

若以日本婦產科醫學會「2013年ART資料手冊」中，一般卵巢刺激法的Antagonist

治療法每次植入的平均受孕率來看，30歲前半為28・8%、30歲後半為22・6%，40多歲則為11・2%。但若是改看治療開始時的受孕率，則分別只有21・8%、15・1%及6・8%。

此外，分子是指驗孕棒呈陽性反應時便視為懷孕，或是超音波檢查時，確認到妊娠囊（GS）的「臨床懷孕」才視為懷孕，都會影響數字表現。若是探討順利生產比例的「出生率」，那麼分子數會變得更小。

大多數會公開數據的醫療院所，都是為了吹捧自家的高受孕率才對外公開，因此一般會以胚胎植入數為分母。若機構真的有誠意公布數據，應該會標示清楚分母與分子代表的數字分別是什麼，敬請各位留意確認。

患者想知道的不是「自己在這間醫療院所植入胚胎的話，能有百分之幾的機率順利生產」，而是「開始接受治療到順利生產的機率是多少」，因此，應該會希望看到的數據是以開始治療的所有件數為分母。除了透過患者本身詢問醫師外，這對醫療透明化亦是相當重要的環節。

美國會將每間有在執行人工生殖技術的機構治療成績公布於網路，因此對於美國整體治療水準的提升相當有幫助。

圖5－19便是其中一份資料。從美國官方單位彙整、公開的數據資料可以看出一間機構有幾人開始治療、幾人順利生產，裡面詳載了患者最想知道的數據。資料中清楚規定分

母與分子是什麼，不會讓醫療院所自由心證。

在日本，婦產科醫學會則會要求全國有在施行ART（體外受精、顯微受精等人工生育醫療）的機構提出治療成績報告後，將整體結果公開於醫學會網站，但並不會提供每間機構的所有資料。因此，針對想要前往看診的醫療院所，患者無法知道實際的治療成績，或是只能看見計算方式會讓受孕率較高的成績。

日本對於無論患者前往哪間機構接受治療，品質都能獲得保證的系統建構速度緩慢。「日本生殖醫療協會（JISART）」會針對醫療院所的設備及營運進行審查，並鼓勵院所取得「ISO9001」品質管理認證，是日本唯一在推動ART機構品質提升的組織。然而，JISART並無制定治療成績相關的認定基準。

圖 5-19 美國會公開每間機構對於不孕症治療的受孕成績

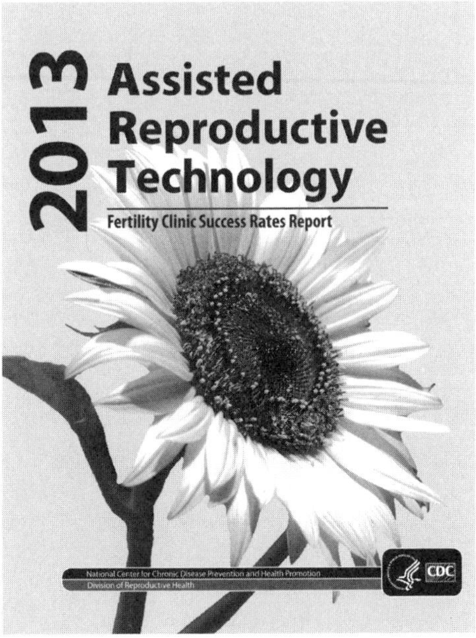

美國官方單位會收取由治療機構提供的治療件數、出生率等報告，並放上網路供人瀏覽，讓患者更容易挑選機構。

ftp://ftp.cdc.gov/pub/Publications/art/ART-2013-Clinic-Report-Full.pdf

第 6 章

胚胎植入與冷凍

隨著冷凍胚胎技術的進步，讓我們能以過去相當高難度的方法，成功提高受孕率。受精卵需要培養到什麼程度？又該在哪個時間點植入？都將於本章介紹最新的見解。

取卵週期的受孕率較低

本章將與各位說明體外受精的後半階段，也就是把胚胎放回體內的詳細過程。

正如前方所述，受精卵開始成長，細胞增生後就會稱為「胚胎」。受孕後，胚胎有段時間又會被稱為「胎芽」，最終形成胎兒。

體外受精大多會被很簡單地以「在培養室製作受精卵後放回子宮」說明帶過，但最近又增加了像是放回子宮前會先將胚胎冷凍、透過藥物調理子宮內膜等步驟，因為目前已經得知，上述步驟都是影響受孕率的要素。

前面曾經提到，使用排卵誘發劑的週期雖然能讓卵泡充分生長，卻較難形成良好的子宮內膜環境，關於這個部分讓我再詳加說明。

卵泡生長的同時，會自行分泌出大量雌激素，黃體素也會開始慢慢地少量釋出。照理說，黃體素會從排卵後開始增加，讓子宮內膜從增生期轉換為分泌期，但透過卵巢刺激法培育大量卵泡後，黃體素總量也會快速變多。如此一來，子宮內膜會很快開始起變化，與胚胎發育的時間就無法一致。

體外受精的醫療現場長年受此問題所擾。目前，將取卵週期與製造子宮內膜、植入胚胎週期分開執行的想法則是漸漸普及。體外受精也可能出現胚胎發育緩慢的情況。說實在的，原本在胎內生長的胚胎被移至體外培育，的確有可能會導致成長步調不一致。

而冷凍胚胎技術的進步，將延後一個週期植入胚胎化為可能。只要將胚胎安全地冷凍，待下個月子宮內膜狀態整頓完成，一切準備就緒後，就能解凍胚胎並送入子宮。

冷凍胚胎植入其實是自1990年左右，針對一些情況不得已的案例所進行的治療，與未冷凍的「新鮮胚胎」植入術相比，冷凍胚胎的受孕率低了許多。這是因為當時技術尚未成熟，使得冷凍對胚胎造成嚴重損傷。

然而，就在名為「玻璃化冷凍（玻璃化急速冷凍）」（後述）的卓越技術在2006年問世普及後，情況便整個出現改變。

根據日本婦產科醫學會的資料（圖6－1），從胚胎植入術來看，冷凍胚胎的受孕率在2003年超越了新鮮胚胎，且差距不斷拉大。目前新鮮胚胎的受孕率停留在2成，冷凍胚胎則是逐漸地朝3成多邁進。

以目前來看，能夠將所有優質受精卵進行「全胚冷凍（Freeze all）」的醫療院所數逐漸增加。

停止植入新鮮胚胎後，就能在取卵週期投用藥物，無需在意對子宮內膜的影響。後面還會與各位提到，若是植入冷凍胚胎，就能在植入週期仔細檢討胚胎與子宮內膜的匹配性，大

圖 6-1 冷凍受精卵，並於下個月再放回子宮的受孕表現較佳

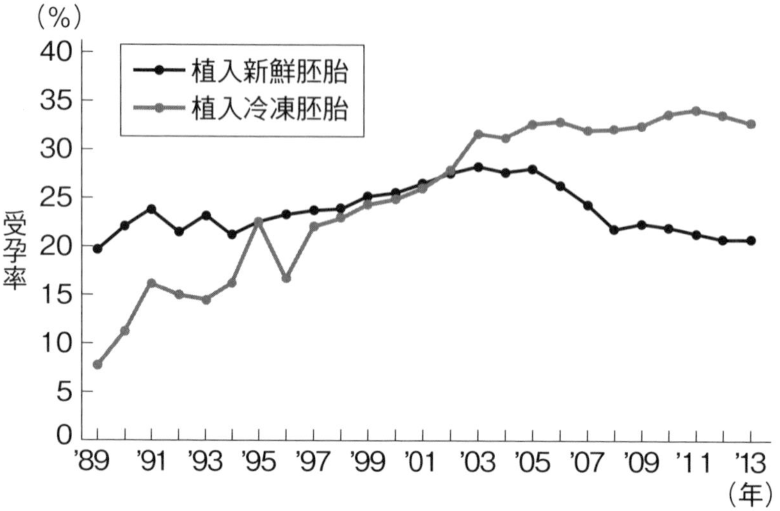

胚胎植入的受孕率。2003年植入冷凍胚胎的受孕率超越植入新鮮胚胎，目前冷凍胚胎的受孕率更是新鮮胚胎的1.5倍。

根據日本婦產科醫學會2013年的發表資料製成

幅提升受孕率。

技術進步所帶來的瞬息萬變，其實也是人工生殖醫學相當明顯的特徵。當然，前提條件必須是施術機構能高水準來運用這些新技術，看了日本婦產科醫學會的資料後，便會發現日本醫療院所進行的冷凍技術普遍都有相當高的水準。

為何能夠半永久地冷凍保存胚胎

在過去，每解凍5～20個受精卵，就會有1個死亡，但透過目前的玻璃化冷凍技術，已經很少聽聞胚胎死亡。

玻璃化冷凍的步驟如圖6－2所示。首先，會使用名為「Cryotop」的細長條狀器具。Cryotop前端是由寬度僅0．8mm的塑膠片組成，屆時會在顯微鏡下將胚胎連同冷凍保護劑置於上方。

家用冰箱雖然也會以「急速冷凍」一詞來強調冷凍室的性能，但冷凍細胞時，愈快速完成冷凍，愈能將細胞的受損降至最低。速度之快，猶如把活著的卵子直接凍結，這樣的形容可是一點也不誇大，真的必須「瞬間」冷凍卵子。對此，冷凍物本身的體積就很重要，如何在Cryotop上做出小小的冷凍保護劑微滴，便成了避免胚胎因冷凍受損相當重要的環節。

冷凍胚胎解凍植入術的成績優異，我想是與日本人相當擅長這類講究手巧的技術有關。淺田出席國際會議時，總是覺得國外還是以植入新鮮胚胎占大多數，看來，國外的培養室較不擅長相關作業。

圖 6-2 玻璃化冷凍胚胎技術

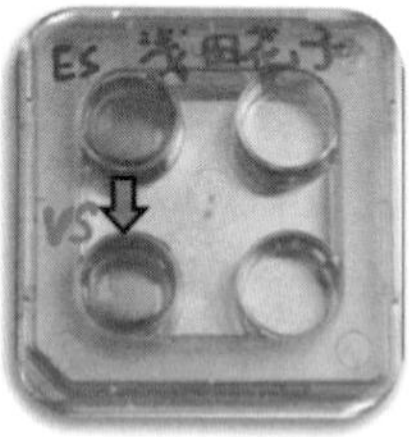

① 在規定的時間內，將胚胎放入裝有冷凍保護劑（圖片的左上與左下）的容器中，讓冷凍保護劑置換細胞內的水分。

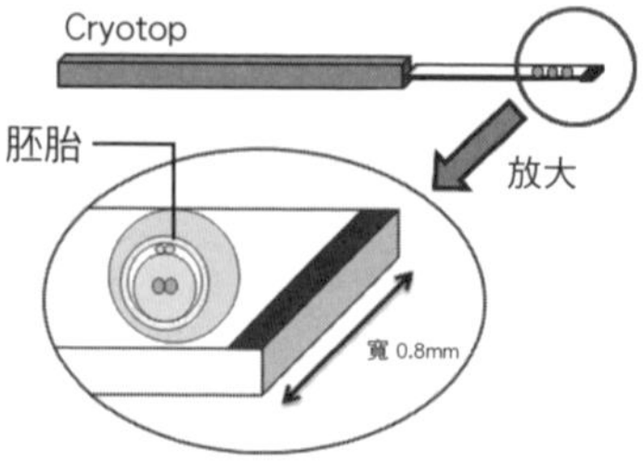

② 於冷凍用容器 Cryotop 的前端，放上覆蓋著冷凍保護劑微滴的胚胎。作業會在顯微鏡下進行。

實際模樣

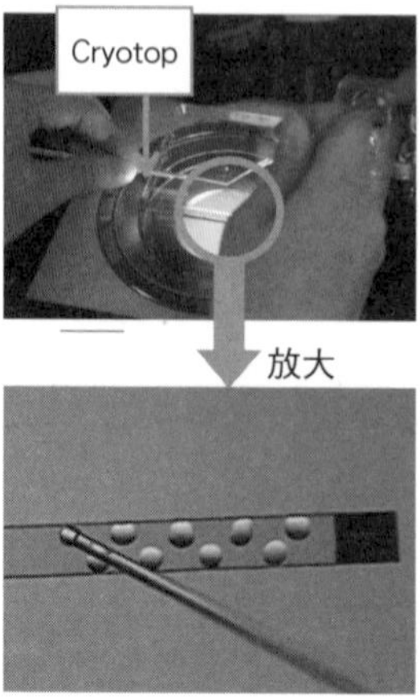

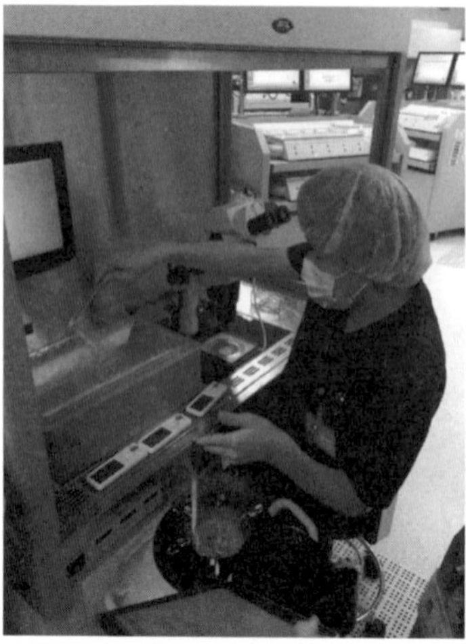

③ 將放在 Cryotop 上的胚胎直接浸入零下 196℃的液態氮，使胚胎瞬間冷凍。圖片為胚胎學家正準備以鑷子夾取 Cryotop 浸入液態氮。
另一隻手則是從眼前的冷凍儲存桶中，拿起要用來放置 Cryotop 的 Cane 拐杖式提桶。

④ 將放有冷凍胚胎的 Cryotop 迅速擺入提桶，接著放回充滿零下 196℃液態氮的儲存桶。只要存放於桶內，胚胎就能半永久地保存。

被冷凍保護劑保護，置於Cryotop上的胚胎會被立刻放進零下196℃的液態氮中，並瞬間冷凍。

冷凍胚胎接著會被放置在名為Cane的金屬器具，並吊掛於冷凍儲存桶中。一支Cane可以放入10條Cryotop。每條Cryotop都會貼上條碼，避免拿錯。

一般而言，生物或構成形體的細胞經冷凍後會死亡，這是因為水分凍結時，冰的晶體「冰晶」會破壞細胞。與液體的水相比，冰晶體積會增加，使細胞遭受破壞。這時，可將液體置換成抽離水分，不會產生冰晶，固化如玻璃狀的冷凍保護劑，此方法稱為「玻璃化冷凍（Vitrification）」。玻璃屬於固體，不會形成結晶，因此，無論是液體或固體狀態的體積都能維持不變。

胚胎有60％的水分，原本是無法在活著的情況下冷凍，因此，需將胚胎內的水分置換成冷凍保護劑。

置換則是必須將胚胎浸入冷凍保護劑溶液，利用滲透壓作用。冷凍保護劑溶液的濃度比水高，滲透壓較大，因此胚胎的水分會滲至溶液中，冷凍保護劑則會進入胚胎。接著，再將抽離水分的胚胎急速冷凍，瞬間遠離會形成冰晶的溫度帶。

只要能夠補充降溫所需的液態氮，胚胎便可半永久地保存於冷凍保護劑中。

然而，此技術卻也讓社會對於「生命是什麼」的思維出現錯亂。對此，日本婦產科醫學會在『人體胚胎與卵子冷凍保存及植入之相關見解（原文：ヒト胚および卵子の凍結保存と移植に関する見解）』中，針對冷凍胚胎的使用，設了「胚胎冷凍保存期間需為被實施者仍存在夫妻關係（具實質上的婚姻關係亦可）之期間，且取卵女性之年齡不得超過生殖年齡」的限制。

只要夫妻離婚或一方死亡，日本進行不孕症治療的機構照理說就不能再施術植入胚胎或更新合約繼續保存胚胎。日本在體外受精相關的法律建構速度緩慢，目前尚無由國家制定的法律，因此醫學會的見解就如同法律般的存在。

解凍時，會迅速將胚胎放入37℃的解凍液內。解凍液是有著4種不同濃度的液體，最後會放入培養液中。如此一來，就能將細胞內的冷凍保護劑置換為培養液。

胚胎解凍後，會在與胎內同為37℃的培養液中繼續成長。這時能透過胚胎有無發育，來確認是否成功解凍。損壞的細胞會變得不夠立體，觀察時能立刻做出判別。

只要子宮內膜整頓完成，就能隨時將解凍胚胎放回子宮。若是冷凍囊胚，基本上就必須在解凍當天植入。有時則會將尚未長成囊胚的胚胎稍做培養後，再施術植入，但一切都還是要視情況而定。

單身是否需要先冷凍卵子？

玻璃化冷凍技術問世後，還有一項明顯的改變，那就是終於能夠冷凍過去生存率極低的未受精卵子。

卵子真正成熟必須等到受精後，因此，未受精狀態的卵子比受精卵脆弱。過去的方法很難順利冷凍未受精卵子，但隨著玻璃化冷凍技術的登場，大幅改善了未受精卵子的存活率。近期在媒體的爭相報導下，「未受精卵子冷凍術（凍卵）」便成了可能晚婚的女性們相當關注的議題。

但也有人擔心，此技術會助長「先不用考慮生小孩」的風氣。即便如此，社會上還是相當關心此議題，以女性為對象的媒體更是不斷地拿出來討論。

這些在意卵子老化的人當中，有群人特別引人注目，那就是已經結婚，卻仍前往不孕症診所求診的患者們。但這不過是冰山的一角，真正擔心卵子的，大多都是單身之人。

2015年，日本千葉縣浦安市針對希望冷凍卵子的女性，設立了費用補助制度而引發話題。補助對象為居住於市內的20～34歲女性，隔年，施術醫院的倫理委員會核准了4例冷凍卵子案件，補助計畫隨之啟動。

然而，凍卵需要先取卵，除了每年要持續支付高額的保存費用，使用冷凍卵子，順利生下孩子的實際人數更是相當稀少。

難以用冷凍卵子生下小孩的主要理由，並不在於技術上有瓶頸，而是女性無法找到伴侶。

浦安市雖然將補助凍卵費用視為少子化對策，但如何改善工時過長、對年輕伴侶給予經濟上援助等能夠促進結婚的對策，應該會對少子化更有實質的幫助。

仔細想想，即便女性真的找到伴侶，也不可能立刻使用冷凍卵子。這時兩人還是有順利自然受孕的機會，那麼就輪不到凍卵登場了。

若要使用凍卵，就只有顯微受精一途，自然受孕反而輕鬆許多。遲遲無法懷孕的話或許會使用凍卵，但若不實際確認，也無法知道當中是否有優質卵子。說實在的，會凍卵的人年紀大多較高，因此很難取得能夠期待懷孕並順利生產的卵子數。

凍卵成效雖然有限，但會選擇凍卵的女性大多是抱持著「保險起見」的想法。健康女性為了未來，將卵子冷凍保存的行為亦稱為社會適應性（social adjustment）的凍卵，在日本，有提供這類凍卵服務的機構數並不多。

另一方面，為接下來要接受放射線治療或化療的癌症患者提供凍卵施術，保存患者生殖能力的機構則是不斷增加。罹患乳癌的年齡不斷下修，導致未婚患者增加，這也成了生殖醫學專科醫師相當重要的新使命。

日本婦產科醫學會指出，2013年全國共有122件使用未受精卵子的ART（人工生殖技術）手術，其中出生的胎兒數為7人。

關於未受精卵子之處理亦如前方所述，日本婦產科醫學會立有「不得超過女性生殖年齡」之規定，因此施術院所必須根據該規定，設定具體的年齡限制。以方才提到的浦安市補助計畫為例，便將放回子宮的年齡上限訂為45歲。

醫學會如此積極避免高齡懷孕情況增加，是因為有生產風險的考量。在沒有醫療的時代裡，懷孕、生產是女性死亡的主因。

單純考量懷孕的話，只要卵子愈年輕，受孕率確實就會較高。

對此，不使用自己的卵子，而是透過海外仲介取得年輕女性卵子的「供卵」服務不斷增加。現在只要在網路搜尋不孕症治療，無論是網站或Twitter等社群軟體，就會看見許多日本不能、但海外可行的生殖服務廣告。目前很現實的情況是，只要有錢，無論日本國內做再多的探討或規範，都能於國外自由地選擇各種生殖醫學技術。

接受卵子的女性受孕率的確能夠符合供卵女性的年齡表現，根據全美ART實績的彙整資料，也不見年齡增長會使出生率降低的情況（圖6－3）。因此，若單純從懷孕的角度來看，即便是停經女性，只要對身體補充懷孕所需的荷爾蒙，並接收年輕女性提供的卵子，還是有機會受孕。

話雖如此，接受胚胎的女性除了子宮老化，血管與心肺功能也不如以往，這的確會增加生產風險。

河合過去採訪時，發現前往海外接受他人卵子，接著回國生下胎兒者的年齡幾乎都是40多歲，其中也有50多歲的人。

詢問大量接收這群女性的東京市區醫院後，才知道在海外取得卵子的超高齡產婦懷孕

圖6-3 接受他人的卵子並不會因年齡出現生產率下降的情況

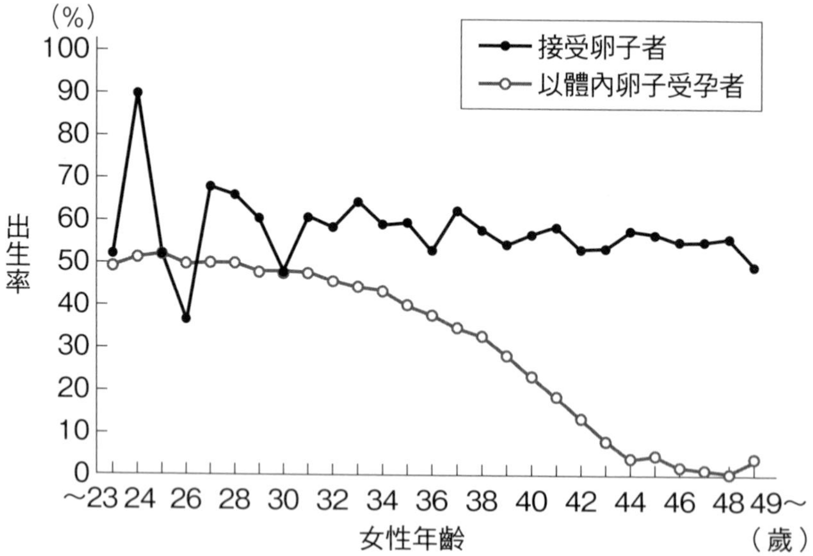

以他人卵子懷孕者的出生率。若是使用年輕女性的卵子，在出生率表現上就不會出現年齡增加所帶來的影響。

資料來源：美國CDC 國家慢性病預防及健康促進中心生殖部門「2012 Assisted Reproductive Technology National Summary Report」

時，出現胎盤異常、妊娠高血壓症候群的情況多到驚人，危險性相當高。曾經遇過危及母體性命經驗的醫師更是在研討會等場合提出警示。

基於這樣的背景，日本婦產科醫學會倫理委員會於2013年提出了『未受精卵子與卵巢組織冷凍、保存相關指導手冊』，裡頭寫道「建議採集未受精卵子之年齡勿超過40歲。使用冷凍保存的未受精卵子之年齡則勿超過45歲」，列出具體的年齡限制。

同年，日本官方單位亦重新審視體外受精費用的補助制度，加列出補助對象女性的年齡限制。過去補助制度並沒有限制年齡，但2016年起，僅針對43歲以下開始接受治療者提供補助。此外，開始治療時的年齡未滿40歲與超過40歲所能接受補助的次數也不同（參照P192）。

決定修改制度時，社會出現了嚴重的批判聲，認為「這是要年紀大的女性別生小孩嗎？」但那段期間報章媒體正好經常出現「卵子老化」一詞。對於年紀較大的女性們的確是相當煎熬的時期，卻也讓年輕人開始正視高齡懷孕的問題。

要植入2個還是1個胚胎？

「要將幾個胚胎放回子宮」一直是人工生殖技術在安全性上相當重要的議題。

從日本整體出生情況來看，多胎懷孕大約僅占1％。但其實過去為了提高體外受精的受孕率，曾經有段時期會將3個胚胎放回子宮，這也將當時日本國內的多胎率推高。2000年左右，日本全國的體外受精會有2～3成的多胎懷孕。這是因為那時的冷凍技術尚未成熟，於是會以植入新鮮胚胎的方式，使用複數個胚胎。

接受不孕症治療的患者中，不少人都有「想生雙胞胎」的想法。但多胎懷孕存在著胎兒早產、母體血壓上升等相當明確的風險。在倫理議題上最受爭議的，則是會出現自然懷孕也很少遇見的3胞胎、4胞胎這類多胞胎的情況，導致減胎手術增加。所謂的減胎手術，就是從複數個胎兒中，終止部分胎兒的生命，減少胎兒數。

另一方面，多胎生下的嬰兒需在新生兒加護病房（NICU）接受治療的機率非常高，這時就必須使用到複數張病床。體外受精的增加也讓多胎懷孕數增加，並對周產期醫療帶來負荷。

河合曾在新生兒加護病房床位嚴重不足的時期，追蹤採訪了周產期醫療現場數月之久。為了讓總是滿床的新生兒加護病房空出病床，無論治療是否完成，醫院必須讓已經住院的孩子轉院，甚至提早辦理出院。

與單胎胎兒相比，多胎懷孕較容易出現早產或母體的懷孕併發症，多胎胎兒本身也很容易在生產前後或新生兒時期死亡。這種只看受孕率的不孕症治療當然無法長久，產科與新生兒醫療相關人員在2000年代後半便開始發出強烈的批判聲。

也因為這樣的背景，讓日本婦產科醫學會提出了『人工生殖醫學過程避免多胎懷孕之相關見解』，並要求植入胚胎個數只能為1個的「單一胚胎植入」。

對於接受不孕症治療的患者而言，相信許多人無法接受受孕率會變低的事實，但日本全國能有這麼多的治療機構協助提倡此見解，其實也意味著技術的進化。

隨著冷凍技術的進步，如今已經不需要一口氣放回大量胚胎，單一胚胎植入的受孕率也終於達到患者所能接受的水準。就在2008年日本婦產科醫學會提出的見解被大幅報導後，單一胚胎植入才得以在日本國內普及。

日本婦產科醫學會提出的見解中，針對胚胎個數的看法為「進行人工生殖醫學之胚胎植入時，原則上僅可植入單一胚胎。但若是35歲女性或已持續2次以上未能順利受孕之女性，則允許植入2個胚胎」，目前大多數的醫療院所在施術治療時，也都能遵照此規定。

從世界潮流來看，今後的人工生殖技術也都會主打「全胚冷凍」「單一胚胎植入」，朝向安全、高受孕率的醫療方向邁進。

前面其實也有提到仍待解決的課題，那就是無法調節卵子數的一般不孕症治療中，多胎懷孕數的增加。只要克服此問題，相信不孕症治療的多胎懷孕率將能更接近自然懷孕。

以現階段而言，要避免一般不孕症治療的多胎懷孕情況增加是有困難的。控制性卵巢刺激法能夠培育出大量卵泡，若能有同為卵巢刺激治療，但可避免卵泡增加的方法將更加完美。很可惜的是，目前並沒有發現好方法。對於多囊性卵巢症候群（PCOS）患者而言更是困難，總之，當前並沒有能夠維持受孕率，同時減少卵泡數的刺激療法。

即將面臨沒有卵子時的「終極手段」

對於過去人工生殖技術已「束手無策」，「一旦卵子老化就沒轍」的高齡女性而言，將取卵週期與植入週期分開的冷凍胚胎植入術也是相當具優勢。

即便如此，當今因年齡增長所施行的不孕症治療難度還是沒有改變。或許是因為報導卵子老化的效果，日本近期出現在不孕症治療機構的初診患者年齡有稍微下降。但從持續治療的患者族群來看，高齡化並沒有停止。由於40多歲的患者遲遲未能懷孕，因此只能繼續看診，難以從治療中畢業。

若卵巢裡有大量卵泡，就能透過控制性卵巢刺激法，盡可能地發揮這些卵泡。但若是卵巢裡卵泡數量稀少的患者，就必須選擇溫和刺激法。然而，這類型的患者人數不斷增加，甚至出現對溫和刺激法的藥物沒反應，超音波怎麼檢查卵巢都看不見大顆卵泡，最終邁入停經過渡期的患者。

所謂的溫和刺激法，是提高 FSH（卵泡刺激素）與 LH（黃體刺激素）的方法。但對於停經過渡期的人而言，這些荷爾蒙的量已經多到可說是過剩的狀態。會有此情況是因為卵子完全沒有發育，讓腦垂體認為「難道這樣還不夠！」於是分泌出大量的 FSH 與 LH。

這使得卵泡受體反應變差，對荷爾蒙更是毫無反應。當活體接收到太多刺激，就會逐漸習慣，且失去反應。

淺田針對這些患者會投用能夠釋出卵泡的雌二醇荷爾蒙。這樣的做法並不普遍，但卻有愈來愈多的醫師表示有興趣。對於受孕難度變高的患者，這已是目前可行的終極手段了。

透過藥物於血液中增加卵泡發育會分泌的雌二醇時，腦垂體會誤以為這是來自卵巢，而非體外的雌二醇，並認定卵泡發育完成，因此才會開始分泌雌二醇。接著形成負回饋，停止分泌大量的 FSH 與 LH。當這些荷爾蒙適當減量，受體的感受性就會恢復。如此一來，卵泡將開始起反應，這時便能準備取卵。

上述情況大多都只會形成1個胚胎，因此，體外受精的有效性不如年輕人高。然而，對於該名患者而言，這可是相當珍貴的卵子。既然如此，與其選擇人工受精等一般不孕症治療，不如改以顯微受精，提高成功率。

近期發現，體內受孕時，最大的障礙在於出現「取卵障礙」，以致無法順利攔截到輸卵管排出的卵子。出現取卵障礙時，就無法百分之百保證卵子從卵巢漂亮噴出，也無法保證噴出的卵子會進到輸卵管內。即便是受孕功能正常者，也有無法順利攔截卵子的時候。如此重要的卵子可不能在此刻掉落腹腔內，這時就會建議患者選擇體外受精。體外受精能夠排除一切造成不孕的障礙，把所有籌碼押在受精卵本身的生長能力上。

令人慶幸的是，投用雌二醇並不會對卵子品質帶來負面影響。過去雖然常聽見「若在雌二醇值很高的狀態下取卵，將有損卵子品質」，不過，這是因為雌二醇值很高的話，會讓負責子宮內膜準備作業的黃體酮提早增加，但這麼快就做好準備的子宮內膜並無法長時間維持在最佳狀態。

然而，目前大多數的患者會在取卵後先將胚胎冷凍，並於之後的週期再施行「冷凍胚胎解凍植入」，因此，取卵週期生成的子宮內膜當然就不會派上用場。

既然是採行冷凍胚胎解凍植入術，雌二醇過高其實也不會有負面影響。

淺田調查後發現，ＡＭＨ檢測值愈低者，取出卵子的卵泡液內雌二醇值愈高，尤其是成熟卵子會呈現出極為完美的相關性（圖6－4）。一般認為，這是因為停經過渡期的卵泡若沒有大量雌二醇的幫助，就會無法成熟。

此方法其實也被應用在搭配更年期荷爾蒙補充療法的懷孕治療中。說到荷爾蒙補充療法，過去曾因是否有致癌性引發話題，想必許多人皆會感到不安，但在治療中的使用量其實並不足以產生影響。更年期荷爾蒙補充療法目前更已確立了安全的使用方式。

圖 6-4 AMH值較低者的卵子雌二醇值較高

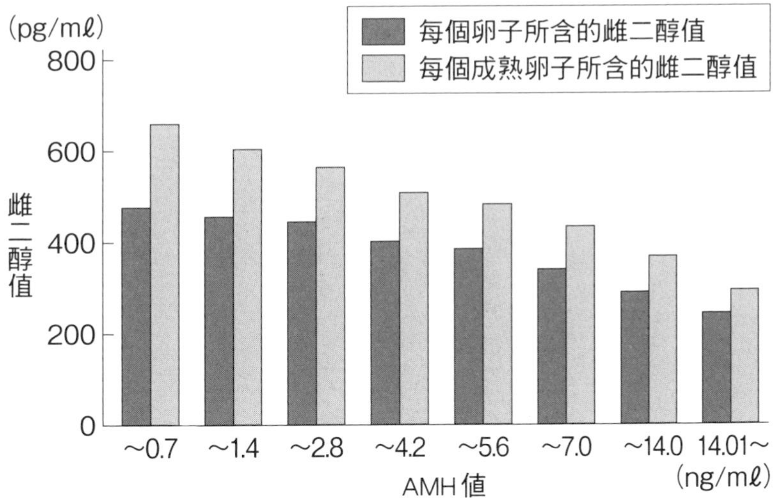

AMH檢測值愈低者，取出卵子的卵泡液中雌二醇值愈高。正值停經過渡期的女性卵子成熟時，被認為會需要大量的雌二醇。

根據淺田女性診所2009～2010年施行的846筆案例資料製成

說真的，若要避免雌二醇帶來的影響，最有效的方法就是不要懷孕。懷孕後，雌二醇量就會隨著懷孕週數不斷攀升，並在分娩前後達到高峰，來到1萬6000pg／ml左右。這可是治療法用藥數倍至10多倍的含量，在懷孕過程中更會持續存在。

提高40歲胚胎受孕率的訣竅

在幾乎已經沒有卵子的卵巢中，存活了近40年的卵子或許擁有「比其他卵子具備更多能夠提高保存性，有助長期保存的物質」「解除長期保存模式需要更多時間」等年輕女性卵子所沒有的獨特性。若真是如此，那麼高齡患者的卵子在做體外受精時，就必須以更緩慢的步調施術進行。

無論哪本書都是寫道，體外受精需在「注射破卵針36小時後」取卵。但國外也有報告指出，「高齡女性慢個30分鐘，也就是等到36小時之後的受孕率會變高」。

一般認為，存活已久的卵子需要更多時間才能充分成熟。看來，年輕患者數較多的時代所做的統計數字也該適時地重新評估。老實說，很多「從以前就都是這麼說」的論調裡，充斥著缺乏科學根據及純屬個人想法的意見。

進入本章時有提到，體外受精的胚胎成長速度緩慢。實際上，可取卵子數稀少的40多歲患者更容易遭遇此情況。

年齡較高者的卵子在來到理當形成囊胚的第5天時，卻很容易停留在前一階段。看了列有每個年齡層胚胎發育情況的圖6－5後，便能理解到，30歲以下女性每2～3個卵子中，就有1個能發育成植入用的良好囊胚，但

圖6-5 能夠形成囊胚的機率會隨著年齡下降

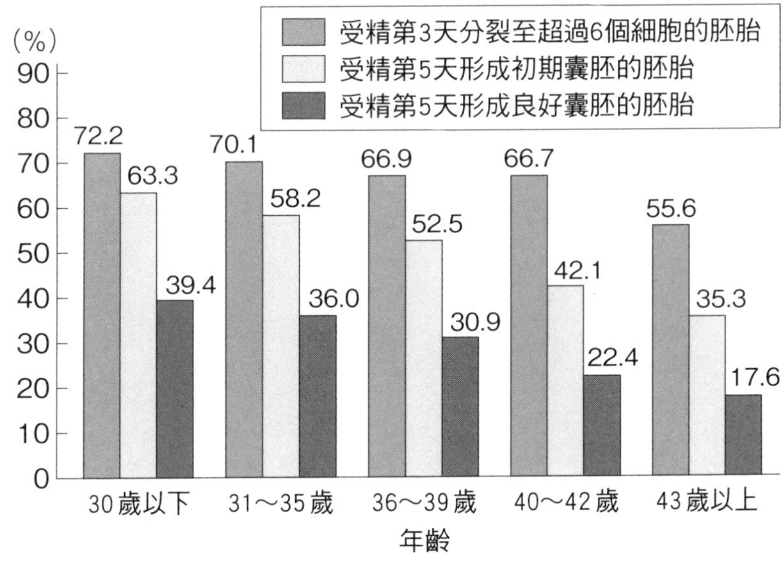

年紀愈大，能長至良好囊胚的比例愈低，即便受精後已超過5天，停留在初期囊胚狀態的胚胎還是很多。即便初期囊胚能在第6天、第7天長成良好的囊胚，之後還是有可能停止成長。

根據淺年女性診所2013～2015年1729例病患資料製成

43歲以上的女性卻要5～6個卵子才會出現1個良好囊胚。無論是形成初期囊胚的機率，還是要用來冷凍的良好囊胚率，都會隨著年齡愈變愈低。

隨著培養液的進步，讓囊胚植入從不可能變為可能時，高受孕率更成了各方討論的話題。

此階段正好是自然懷孕過程中，胚胎抵達子宮的時候，這也讓體外受精距離自然懷孕更近一步。

然而，能在體外成長至囊胚的強健胚胎較容易受孕是非常理所當然的。在探討植入法成效如何之前，能夠進行囊胚植入的胚胎其實本質就不錯。

其實，有些機構會將這類生長緩慢、遲遲無法成為囊胚的胚胎丟棄。但是，這些生長緩慢的胚胎就真的完全沒有機會了嗎？

或許存活已久的胚胎是個慢郎中，什麼事情都要慢慢來。如果再加上適應體外培養環境壓力的能力偏弱，就可能是較為敏感的胚胎。醫學上雖然總會說這些胚胎是已經老化的劣質胚胎，但以胚胎的立場來看，被擅自從胎內取出，面對不同的環境在適應上本來就會有落差。

於是，淺田診所的培養室便選擇分拆成2種冷凍方法。一種是冷凍剛受精不久的「原核期胚胎」，另一種則是冷凍囊胚。40多歲患者要長至囊胚的機率較低，基本上都會在原核期就先冷凍。

只要被認定受精成功，這些胚胎都會被小心翼翼地培育，為的就是賦予更多胚胎機會。

冷凍技術尚未成熟之際，一般會在原核期或細胞開始分裂的分割期進行冷凍。胚胎在這些時期的耐凍性最強。要用來植入時，會於植入週期解凍胚胎，接著多培養2天，讓胚胎成長至分裂期後，再放回子宮。

在第6天、第7天變成囊胚的胚胎只要透過冷凍胚胎解凍植入術，同樣能提高受孕率。報告中雖然提到，若是成長緩慢的胚胎，就算植回子宮受孕率也非常低，但其實這份報告是新鮮胚胎植入的數據，取卵後才在第6天、第7天放回子宮內膜中。

有問題的其實不是胚胎，而是子宮內膜的狀態已經明顯變差，才會使得受孕率很低。子宮內膜和胚胎一樣，每天的情況都有變化。持續準備，迎接最佳時機，若胚胎未現身，就會崩解並重新來過。這過程中，迎接胚胎來臨的最佳時機稱為「著床窗口（implantation window）」，為期3天左右。

體外培養時的壓力，會讓子宮內膜迎接胚胎的前置準備與胚胎抵達的時間出現落差。即便是第6天、第7天的胚胎，若能先予以冷凍，並在日後來臨的週期第5天左右放回子宮內膜，便能發揮胚胎原本的實力。

高齡懷孕者真正需要的其實是這類安排，根本不用太過執著於囊胚植入。

囊胚植入其實無法提高受孕率，只是透過預選鎖定胚胎，讓受孕率看起來較高罷了。卵子數較多的患者或許真能透過預選，挑選出發育快速的卵子，但對高齡懷孕者而言，只會減少植入的機會。

評估冷凍時期之際，若採集了複數個胚胎，就可將部分胚胎在原核期冷凍，其他則是稍做培養，挑戰培育至囊胚狀態。如此一來，就算想用來囊胚冷凍的胚胎出現停止發育的情況，這時還有原核期便冷凍備用的胚胎可以使用，以此胚胎懷孕之人亦是為數眾多。

冷凍原核期胚胎，是過去還沒有技術將胚胎培育至囊胚時，就會施行的方法。體外受精雖然總是追求最新事物，但並不會屏除優良的舊方法，透過新舊並用，產生更好的結果。上述冷凍胚胎的方法就是新舊並用的範例之一。

將子宮內膜打造成易受孕的狀態

無論空窗幾個月，都不會影響到施行胚胎植入週期的受孕率，因此，大多會選在取完卵的下一個週期進行。

前方曾經提到，取卵週期的狀態並不適合生成子宮內膜，但影響並不會波及至下一週期。基本上，只要生理期來，子宮內膜就能與前一週期做完全切割。

胚胎植入的方法可分為是否搭配用藥，一切順其自然的方法難以掌控今後的情況，更無法確保能在最佳之日施行植入。若想確實地在週期內施術，會選擇搭配用藥的「子宮內膜調整法」。用藥會依機構搭配注射劑、陰道栓劑等各種不同類型藥物，這裡就舉投用補充雌激素的「Estrana」貼片與「Lutoral」黃體素口服藥2種藥物的方法來跟各位做介紹。

Lutoral 其實問世已久，約莫從50年前便納入健保給付，價格低廉。由於黃體素多半會做成陰道栓劑，因此口服的 Lutoral 不僅方便，效果亦相當顯著。

選擇口服 Lutoral 時，會在週期開始之際看診、帶回藥物，並於隔天將 Estrana 貼在下腹部、背部等適當位置，途中需回診確認子宮內膜厚度及雌二醇的血中濃度。若狀況順利，接下來就會增加 Estrana 貼片數，並將 Lutoral 投藥日與植入日設為同一天，訂出何時施術。

植入胚胎時，需邊以超音波確認位置，邊將植入用的導管放進子宮，接著送入卵子（圖6－6）。導管材質柔軟，因此不會有疼痛感。躺上內診台後，施術全程所需時間約5～10分鐘便可結束。

用針筒將卵子連同培養液整個吸取，以超音波確認子宮內部，當導管前端抵達子宮內膜處的正中央時，便可加壓送入卵子。若確認超音波畫面，將能看見有個小白點從導管移動至子宮，這個白點就是胚胎。

圖6-6 胚胎植入的方法

搭配腹部超音波植入胚胎

子宮傾向腹部的子宮前傾狀態

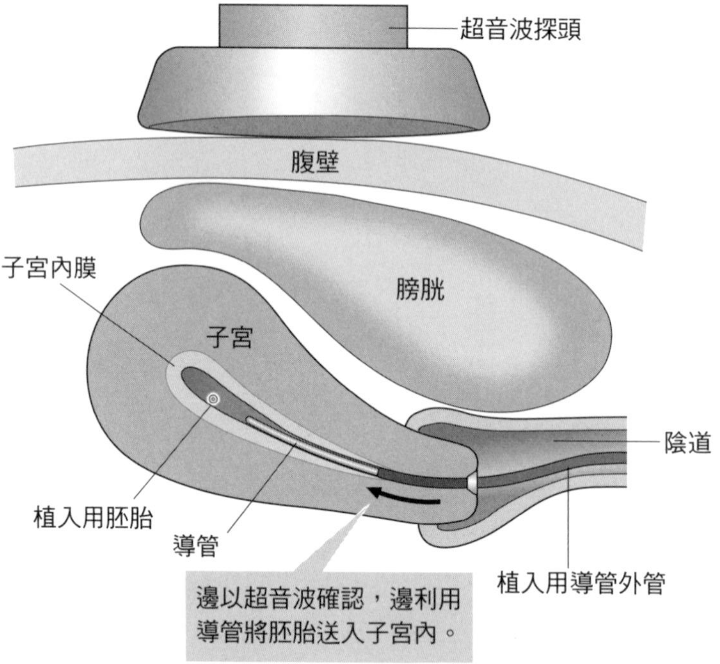

搭配陰道超音波植入胚胎

子宮傾向背部的子宮後傾狀態

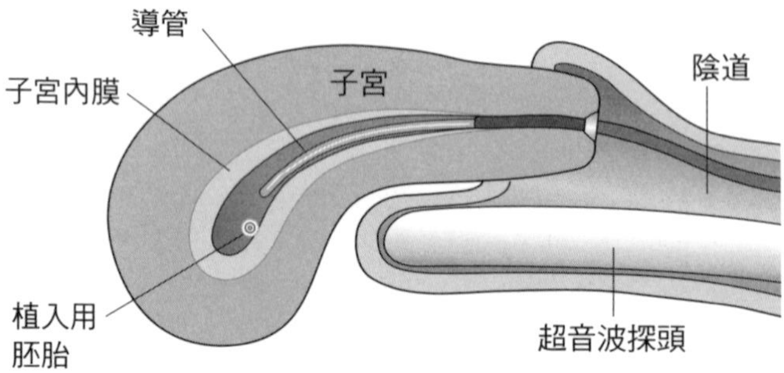

子宮位置靠近腹部（子宮前傾）或是靠近背部（子宮後傾），會使超音波檢查的方法不同。

不少人都會認為，植入胚胎後要安靜平躺較容易著床，許多機構也都備有能夠平躺休息的空間。但經淺田的臨床驗證，發現是否平躺與受孕率完全沒有相關。

仔細想想，自然懷孕的人並不會知道胚胎何時從輸卵管來到子宮，還是像平常一樣跑跑跳跳，因此，並不需要平躺休息的時間。各位或許會覺得不安，但成熟的子宮內膜會分泌大量含有糖原（glycogen）的黏液，感覺像呈黏稠狀的網子。胚胎植入就好比極小的圓顆粒出現並黏在網子上。

取卵當天過後，除了使用貼片，還會開始口服黃體素Lutoral。服藥後，內膜與胚胎的狀態就能同步。由於取卵週期並未排卵，因此不會形成黃體。再加上治療中是以藥物供應雌二醇，如此一來便能產生負回饋，避免分泌會讓卵泡發育的FSH與LH，當然就沒有卵泡排出後轉換而成的黃體了。

沒有黃體，就代表不會有自體荷爾蒙，這時就要提供黃體素。受孕後，必須持續供應藥物至懷孕第9週，直到胎盤能夠正常分泌自體荷爾蒙為止。胎盤成形後，便會開始製造黃體素，使自體內的黃體素量不斷攀升，這也是造成孕吐的主因。但若選擇體外受精，其實在這個時間點就可以停止服藥。

搭配子宮內膜調整法進行胚胎植入時，包含藥費、解凍冷凍胚胎等項目一次的花費大約是15萬日幣。

懷孕判定

胚胎植入2週後，會第1次檢查是否懷孕。這時將透過尿液檢查是否有懷孕反應，也就是針對人類絨毛膜促性腺激素（hCG）進行檢測。

人類絨毛膜促性腺激素是來自滋養層細胞，未來會形成胎盤的荷爾蒙，能對黃體產生作用。讓黃體持續產生維持懷孕的荷爾蒙「黃體酮（Progesterone）」。

懷孕反應呈陽性時，會抽血同時檢查血液中的人類絨毛膜促性腺激素及有無貧血。

然而，這只是非常早期的懷孕檢查，流產的風險仍相當高，因此還需階段性地做確認。在預定來經日1週後，超音波檢查能夠看見裡頭有著胎兒，呈袋子狀的「胎囊」變圓，只要看起來一切正常，就會判斷正處於穩定懷孕狀態，並將其稱為「臨床懷孕」。

下一個階段必須等到2～3週後，透過超音波檢查的螢幕畫面觀察「胎兒心搏」，確認胎兒心臟的跳動。基本上，這個階段的懷孕已進入相對穩定的狀態。

最後可從圖6－7看出，基於前述原則進行體外受精時，有多少人能成功懷孕，又有多少人能順利生產。

懷孕並不代表不孕症治療的結束，懷孕後流產的情況很常見，以最後順利生產的患者占

圖 6-7　各年齡層體外受精的受孕率及生產率

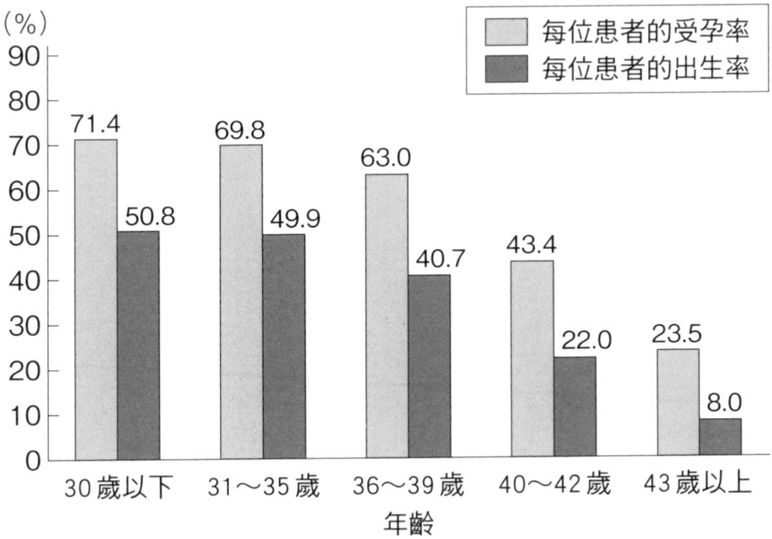

受孕率與順利生產的出生率都會隨年齡下降，但與過去相比，受孕率及出生率皆有提升。

根據淺年女性診所2013～2014年3579例病患資料製成

比來看，35歲以下者為6成、30多歲後半者為4成、40～42歲者為2成、43歲以上者為1成，其實無法順利生產者為數眾多。但與過去相比，能夠成功將孩子抱在懷裡的患者數已經增加許多。

無論什麼方法，適合當事人的才是好方法

各位是否已經理解什麼是不孕症治療，以及不孕症治療的最新動態了呢？

回顧不孕症治療的發展進程，其中的體外受精與顯微受精其實曾因ＯＨＳＳ（卵巢過度刺激症候群）、多胎懷孕情況增加等，被認為會對身體造成太大負擔，甚至成為社會問題。然而，隨著有機會解決ＯＨＳＳ的GnRH Antagonist登場、冷凍胚胎植入術的進步、單一胚胎植入術問世等，不孕症治療也起了相當大的變化。目前雖然還有很多任務還沒執行，但會撰寫這本書的目的，就是希望讀者們能夠了解到，不孕症治療是日新月異的。

話雖如此，現在日本卻常常出現科學技術猶如停滯不前，僅充斥著古老資訊，制度面也極為陳舊，導致人們相當混亂，而不孕症治療也有這樣的趨勢。這時，患者們便成了當中的犧牲者。

請讀者們務必知道一件事，那就是沒有那種對誰都有效的夢幻治療法。我們希望藉由這本書，讓各位掌握最新知識的同時，更能找到適合自己的治療法，儘快從辛苦的不孕症治療畢業。

不孕症治療Q＆A

Q 我順利懷孕了，剩下的冷凍胚胎該如何處理？

只要支付規定的費用，治療機構就能協助保管冷凍胚胎。由於是自費項目，費用多寡不一，但以淺田的診所為例，若將卵子存放於吸管狀般的容器（Cryotop），接著再放入名為Cane、能夠收納10條Cryotop的器具中，那麼1年的保管費用約為3萬日圓。

平均來說，患者會使用到冷凍卵子的時期大多是生產半年～1年後。由於只是單純植入胚胎，對於育兒中的女性也不會感到辛苦。仍在哺乳的患者則可搭配使用荷爾蒙劑，同樣能夠進行胚胎植入術。若要預防高齡生產所帶來的負擔，建議胚胎的使用要在45歲以前。當患者已無產子需求、年齡超過50歲，或是已離婚、伴侶死亡等，就必須將胚胎丟棄。

Q 我不小心流產了，該去檢查為什麼會流產嗎？

大多數的流產現象其實等同不孕，只差在時期不同罷了。流產是因染色體異常等因素，進而缺乏培育胚胎的能力所引起。過去我們曾經認為，只要流產超過3次，那麼下一次懷孕還是會流產。如今卻發現，無論有無投用藥物，流產2次、3次、4次、5次者還是分別有80%、70%、60%、50%的機率生下孩子。

此外，我們亦證實了針對不明原因的習慣性流產，投用阿斯匹靈、肝素（Heparin）、黃體酮等藥物治療是無效的。就算檢查也很難找出流產的原因，即便幸運找出原因，卻沒有能夠證明有效性的治療法，因此，建議各位無需對流產進行過多的檢查與治療，持續專注於嘗試懷孕即可。

Q 若會反覆進行體外受精，1年可以做幾次？

次數將取決於各位對體外受精的看法。若是卵泡仍有相當數量，且選擇控制性卵巢刺激法的患者，那麼取卵1次便能形成數個受精卵，接著再將受精卵放回子宮即可，這時1年的取卵次數最多為2次。

話雖如此，針對仍有籌碼且選擇控制性卵巢刺激法的患者，醫師們多半還是希望取卵1次就能順利生產，甚至讓患者多生幾個孩子，因此並不會重複地進行體外受精。

體外受精不僅最容易懷孕，同時還能減少取卵次數，乍看之下或許相當昂貴，但其實服藥與顯微受精也是需要花費，注射藥物的負擔也不輕。若能以最少的治療次數儘快懷孕將會輕鬆許多。

與上述方法完全對比的則是自然週期的體外受精。認真來說，若選擇在自然週期取卵，其實每個月都能施術，且單次的費用低廉。然而，每次的受孕率並不高，因此需要累積相當的次數。

Q 可以自己決定卵巢刺激法等治療方法嗎？

能夠進行各類治療的機構在日本國內數量不多，但各位可先從網站確認每間機構所提供的治療，並在看診時，針對想嘗試的治療加以詢問。若能與醫師對談的時間較短，部分機構亦備有專門的不孕症諮詢師，提供多方面諮詢協助。

基本上，每間機構都有自己的治療方針，建議各位在尋找機構時，評估該機構是否提供多種「自己想嘗試的項目」，才能讓治療更為順暢。

結尾

自從1993年在美國接觸到ICSI（卵細胞質內精子注射術）已過了20多年，我一直投身於以顯微受精為主的生殖醫學範疇，不斷要求提升自我水準。

但這並非簡單之事。我本身雖然不是為了與「卵子老化」對抗而投身研究，但從結果來看，卻還是不得不朝年齡增長所需的不孕症治療前進。不用我多說，相信各位都知道這都是因為社會的少子高齡化、晚婚晚生，甚至不婚趨勢急速增溫所致。

卵子的「本質」雖然無法改變，但其實卵子的老化，也成了我們在進行不孕症治療時相當大的屏障。每天只能不斷苦思——如何跨越這道屏障，或是開鑿出屏障的突破口。

在偶然形成的地球環境中，生命也偶然地誕生，經各種演化後，人類出現了。身為人的我們，雖然會希望人類的誕生為「必然」，但其實這一切都是偶然的發生。過去我們都認為，懷孕是「萬中選一的精子與實力堅強的卵子合而為一的結果」，因此「被這個世間選上且得到生命的我們是相當特別的存在」。但如同書中所述，就在科學不斷地進步下，發現了精子與卵子的相遇純屬「偶然」。患者雖然常用「好的卵子」「好的精子」「好的胚胎」這類形容詞，但其實我們的價值觀與現實情況存在著極大差異。生命的神祕是無法用因果關係及理論來闡述的。

在體外受精的世界裡，目前的主流觀念仍是從受精卵中挑選「看起來不錯的胚胎」做植入。現在已經能透過 Time-lapse 縮時攝影影像系統（參照 P 181）觀察胚胎的成長過程。觀察胚胎的發育，就會發現這個微觀世界猶如聚集著許多人在工作般，暫時分裂為二的細胞又會結合為一、看似異常的細胞會從胚胎中彈出或消失。因此，即便是在單一個體中，細胞看起來也是經過各式各樣的爭鬥，才能夠努力地存活下來。像這樣偶然得到生命的個體，擁有著各種不同的性格並存活在這個世上，不禁令人深感生命的奇妙及有趣。

這一切都是偶然的產物，所謂的「好」「壞」都是人類擅自套入的價值觀。我相信，生命的來臨是完全凌駕於人類的價值觀之上。

體外受精與顯微受精問世之初，常常可以聽見各種聲音議論著「不孕症治療的好與壞」，就在歷經30多年的時間，成功完成世界首例體外受精的羅伯特・愛德華茲於2010年獲得了諾貝爾獎。如今，不孕症治療更遍及全球，成了相當稀鬆平常的事。這也意味著不孕症治療是相當多人需要的技術，同時也造福了深受不孕所苦之人。

我小時候原本夢想成為發明家，但從工學系轉到醫學系後，在內科卻是不斷遭遇就算治療也無法救活生命的經驗，深受那份無力感所苦，接著切換至迎接生命誕生的婦產科，進而在美國接觸到顯微受精，便以此為終生之志。

在從事與生命相關的生殖醫學工作過程中，必須思考的事物非常多。要怎麼做，才能面對深受不孕所苦之人，又該如何避免浪費患者有限的時間與金錢，讓更多人的得子心願能夠實現。當初撰寫這本書的動機，就是希望讀者們身處資訊氾濫的今日，能夠不被錯誤情報所誤，並找到最佳治療法的知識。

生殖醫學不該是門生意，它理當繼續保持科學之姿。我雖然是名醫療人員，同時也秉持著科學家的思維，期勉自己不斷追求有科學根據的治療。

真心期待日本的生殖醫學能夠完全地站在患者的立場，發展至世界第一的水準，並培育出充滿熱忱與品格的醫療人員。

淺田義正

2016年7月

原本都是接觸懷孕後相關議題的我，是在2003年開始投身不孕症治療的採訪，並深感日本的不孕症治療存在著相當多課題。

3年後，我採訪了不斷推延生產的女性們，撰寫《未孕——無法決定是否『生』》一書（NHK出版）。在演講會上分享此書時，淺田醫師也回饋了相當熱烈的共鳴。接著，在2013年撰寫《卵子老化的真相》（文春新書）時，淺田醫師不僅仔細解說AMH檢測，更分享了常人所不知道的卵巢知識，實在受益良多。

不只淺田醫師，目前站在不孕症治療第一線的日本醫師們都相當擔憂嚴重的晚生趨勢，對於治療結果愈來愈差更有著切身之痛。

不過，最近我們有稍微更了解卵子的老化，學校教育也開始更認真地去教授人類的生殖。社會則是願意傾聽不孕症治療第一線的心聲，所有人的觀念正在逐漸轉變。

然而，擁有知識後，想生小孩的人又究竟該怎麼做？覺得很難懷孕的夫妻能採取何種行動？面對這樣的情況，現代醫學又該如何出招？其實，目前都還無法獲得完整的解答。基於上述理由，這次才會決定與淺田醫師一同撰寫關於不孕症治療的解說書，做為「讓讀者們了解卵子老化後的下一個任務」。

我也很開心能夠透過這本書，告訴讀者們英國提供有官方單位所製作的不孕症診療指導手冊，以及美國公開有每間機構的懷孕施術成績，兩者皆屬國家管轄業務。縱觀國際，日本的ART成績會這麼低，不單只是因為崇尚自然，也包含了國家機制不夠健全，因此無法提供人民有科學根據的醫療。

其實，成效顯著的不孕症治療在施行過程中可是非常辛苦。需要打很多針，即便懷孕了，也必須每天用藥直到胎盤成形，花費亦是驚人。因此，開始治療的患者們不妨夫妻倆一同輕鬆地享受週末旅行，轉換個心情。曾有人說過，不孕症治療會是夫妻的危機，但其實採訪過歷經治療的患者後，我反而認為，更多人是透過不孕症治療讓彼此的羈絆更堅固。

我也會繼續努力，讓今後在日本社會接受不孕症治療的人們，以及成功懷孕的伴侶們都能倍受重視，同時安心地將生命交付未來。

最後，除了要感謝現場採訪時，培養研究部的胚胎學家們、婦產科專科毛利麻奈美醫師、體外受精諮詢師園原めぐみ、法人部門的增田真由美、佐藤理佳與杉本敬彥，同時也要感謝淺田女性診所的多方協助，我才能夠完成此書。這次的企劃能夠付諸實行，更要感謝講談社BLUE BACKS編輯部的篠木和久總編輯與Medience Corporation的池上文尋代表董事（All About不孕症治療指南）。此外，也要謝謝BLUE BACKS編輯部的家田有美子總是提出非常多精湛的問題與想法，讓這本書更加淺顯易懂，為不孕症的讀者帶來實質幫助。

衷心感謝各方給予的協助，最後，期待更多的夫妻能透過本書得到啟示，找到成功邁向懷孕的捷徑。

2016年初夏

河合蘭

〔ㄅ〕

〔ㄆ〕

〔ㄇ〕

〔ㄈ〕

〔ㄉ〕

〔ㄊ〕

索引

（依注音符號排序）

〔英文〕

國家圖書館出版品預行編目資料

不孕症的治療科學：懷孕到底「眞正需要什麼？」爲何治療了還是無法懷孕？ / 淺田義正, 河合蘭著；蔡婷朱譯. -- 初版. -- 臺中市：晨星, 2020.04
面；公分.——（知的！；160）

譯自：不妊治療を考えたら読む本

ISBN 978-986-443-985-0（平裝）

1. 不孕症

417.125 109001703

知的！160

不孕症的治療科學：
懷孕到底「真正需要什麼？」為何治療了還是無法懷孕？

不妊治療を考えたら読む本

作者	淺田義正、河合蘭
內文圖片	SAKURA工藝社
譯者	蔡婷朱
編輯	吳雨書
校對	吳雨書
封面設計	陳語萱
美術設計	陳柔含、黃偵瑜
創辦人	陳銘民
發行所	晨星出版有限公司 407台中市西屯區工業30路1號1樓 TEL：04-23595820 FAX：04-23550581 行政院新聞局局版台業字第2500號
法律顧問	陳思成律師
初版	西元2020年4月15日 初版1刷
總經銷	知己圖書股份有限公司 106台北市大安區辛亥路一段30號9樓 TEL：02-23672044 / 23672047 FAX：02-23635741 407台中市西屯區工業30路1號1樓 TEL：04-23595819 FAX：04-23595493 E-mail：service@morningstar.com.tw 網路書店 http://www.morningstar.com.tw
訂購專線	02-23672044
郵政劃撥	15060393（知己圖書股份有限公司）
印刷	上好印刷股份有限公司

定價370元

（缺頁或破損的書，請寄回更換）

ISBN 978-986-443-985-0